Bircher-Benner

Vom Werden des neuen Arztes

Verlag Hans Huber

Programmbereich Medizin

HUBER

Max Bircher-Benner

Vom Werden des neuen Arztes

5. Auflage

Verlag Hans Huber

Lektorat: Dr. Klaus Reinhardt
Gestaltung und Herstellung: Peter E. Wüthrich
Bearbeitung: Ulrike Boos, Freiburg
Umschlaggestaltung: Claude Borer, Basel
Druckvorstufe: Claudia Wild, Konstanz
Printed in Germany

Bibliografische Information der Deutschen Nationalbibliothek
Die Deutsche Nationalbibliothek verzeichnet diese Publikation in der Deutschen Nationalbibliografie; detaillierte bibliografische Daten sind im Internet über http://dnb.d-nb.de abrufbar.

Anregungen und Zuschriften an:
Verlag Hans Huber
Lektorat Medizin
Länggass-Strasse 76
CH-3000 Bern 9
Tel: 0041 (0)31 300 4500
Fax: 0041 (0)31 300 4593
verlag@hanshuber.com
www.verlag-hanshuber.com

5. Auflage 2013

(E-Book-ISBN [PDF] 978-3-456-95199-7 /
E-Book-ISBN [EPUB] 978-3-456-75199-3)
ISBN 978-3-456-85199-0

Inhalt

Vorwort

Vom eigenen Weg und von erlebten Dingen rede ich.

Dem Arzt, wie er gemacht wird, stelle ich den «neuen» Arzt gegenüber, der sich selber macht, der, einem inneren Drange folgend, in unablässigem, unermüdlichem Ringen mit Krankheit, Tod und Teufel, Wissen und Können, Erkenntnis und Erfahrung mehrt; der durch Überwindung und Entsagungen am eigenen Körper und an der eigenen Seele erlernt hat, wie er des Kranken Herz bewegt, auf dass er seine Gewohnheiten, kurz, den Menschen in sich überwinde, die Ursachen seiner Erkrankung besiege.

Wegweiser zur Gesundheit, Beschützer des Lebens, Freund und Wohltäter der Leidenden – soll der neue Arzt sein.

«Wir haben einen Überfluss an Medizinern, aber einen Mangel an Ärzten», sagte Erwin Liek. Die Mediziner werden mich nicht verstehen. Trotzdem, die Gegenwart in ihrer düstern Not zwingt mich zu reden. Wer fernsichtig ist und an die Zukunft denkt, wird mir zustimmen und mitwirken.

Vor Kurzem fand ich Worte nach meinem Herzen von Friedrich Nietzsche. Sie lauten:

> Die Zukunft des Arztes: – Es gibt jetzt keinen Beruf, der eine so hohe Steigerung zuließe, wie der des Arztes, namentlich nachdem die geistlichen Ärzte, die sogenannten Seelsorger,

ihre Beschwörungskünste nicht mehr unter öffentlichem Beifalle treiben dürfen und ein Gebildeter ihnen aus dem Weg geht. Die höchste geistige Ausbildung eines Arztes ist jetzt nicht erreicht, wenn er die besten neuesten Methoden kennt und auf sie eingeübt ist und jene fliegenden Schlüsse von Wirkungen und Ursachen zu machen versteht, derentwegen die Diagnostiker berühmt sind: Er muss außerdem eine Beredsamkeit haben, die sich jedem Individuum anpasst und ihm das Herz aus dem Leibe zieht, eine Männlichkeit, deren Anblick schon den Kleinmut (den Wurmfraß aller Kranken) verscheucht, eine Diplomatengeschmeidigkeit im Vermitteln zwischen solchen, welche Freude zu ihrer Genesung nötig haben, und solchen, die aus Gesundheitsgründen Freude machen müssen (und können), die Feinheit eines Polizeiagenten und Advokaten, die Geheimnisse einer Seele zu verstehen, ohne sie zu verraten – kurz, ein guter Arzt bedarf jetzt der Kunstgriffe und Kunstvorrechte aller andern Berufsklassen: so ausgerüstet ist er dann imstande, der ganzen Gesellschaft ein Wohltäter zu werden durch Vermehrung guter Werke, geistiger Freude und Fruchtbarkeit, durch Verhütung von bösen Gedanken, Vorsätzen, Schurkereien (deren ekler Quell so häufig der Unterleib ist), durch Herstellung einer geistig-leiblichen Aristokratie (als Ehestifter und Eheverhinderer), durch wohlwollende Abschneidung aller sogenannten Seelenqualen und Gewissensbisse: so erst wird er aus einem «einfachen Medizinmann» ein Heiland und braucht doch keine Wunder zu tun, hat auch nicht nötig, sich kreuzigen zu lassen. (Menschliches, Allzumenschliches I, 243)

Diese Worte des großen Überwinders und Fernsehers sind der Schlüssel zum Inhalt meiner Schrift «Vom Werden des neuen Arztes».

Zürich, im August 1938 M. Bircher-Benner

1. Einleitung

Anlage – Kindheits- und Jugenderlebnisse als Richtungsimpulse – Gewöhnung an unablässige, mannigfaltige Arbeit – Berufswahl

Mein Arzterlebnis mit dem zugehörigen Sümmchen von Wissen, Beobachtung und Erfahrung während 45 Jahren Praxis und Forschens lehrte mich, dass in den kommenden Zeiten dem Arzte neue Aufgaben von hoher Bedeutung für die Menschheit zufallen werden. Die Ärzte der heutigen Schule sind für diese Aufgaben nicht gerüstet. Es bedarf einer Wandlung der Schule, *neuer* Ärzte.

Die Zivilisation hat nicht nur mancherlei Annehmlichkeiten, sondern auch viel Unheil gebracht. Die durchschnittliche Lebensdauer habe sich verlängert, wird berichtet; dagegen haben sich eine stetige Zunahme der Kränklichkeit und eine anwachsende Verschlechterung der Konstitution eingestellt, die zu höchster Besorgnis Anlass gibt. Ein bekannter Biologe sieht darin «eine schicksalhafte Vergreisung» der zivilisierten Menschheit und einen unaufhaltsamen Untergang. So bliebe nichts übrig, als die Hände in den Schoß zu legen und den Dingen ihren Lauf zu lassen.

In Wirklichkeit verhalten sich die Zusammenhänge anders: Bestimmte, greifbare Ursachen, gegen welche ein erfolgreicher Kampf möglich ist, unterminieren die körperliche und seelische Gesundheit der Völker. Es handelt sich darum, die Bekämpfung dieser Ursachen aufzunehmen. Leicht gesagt, aber schwer zu tun. Hier scheint ein Verhängnis zu walten. Es scheint, als ob man nicht wagte, diesen Ursachen ins Auge zu schauen, als ob ihr Anblick jede Tatkraft lähmte, als ob deshalb der Kampf unterbliebe.

Als ich allmählich die furchtbare Bedeutung dieser Sachlage erkannte, traten sagenhafte Gestalten des Altertums vor mein Auge. Ich sah die Laokoon-Gruppe, ein Vater mit zwei Söhnen umschlungen von Riesenschlangen, sich gegen die Erdrosselung mit letzter Kraft wehrend: die Menschheit in ihrer Generationenfolge von lebensvernichtenden Mächten umstrickt! Doch war da ein Unterschied: Die Menschengruppe der Gegenwart sieht die Schlangen, die sie umschlingen, nicht und wehrt sich nicht. Sie geht blindlings, wie hypnotisiert, alle jene Irrbahnen, welche unfehlbar in die Welt der Qual, des Leidens, der schleichenden Vernichtung von Leib und Seele, kurz gesagt, ins Inferno auf Erden führen. Wohl war da eine Wissenschaft mit der Aufgabe, die Ursachen des Leidens zu erkennen und zu bekämpfen: meine Wissenschaft, die Medizin. Sie hat Großes geleistet, gar manche Nebenursache aufgefunden, alle die Formen der Leiden beschrieben und benannt. Ich selbst verdanke ihr viel Wissen. Was mich aber mehr und mehr in Erstaunen versetzte, das war ihr Verhalten gegenüber den Grundursachen. Entweder suchte sie dieselben dort, wo sie nicht zu finden waren, oder sie ignorierte sie, wo sie darauf stieß. Warum, fragte ich mich, dieser Verzicht auf den Kampf?

Als ich durch Jahre hindurch nicht nur nach diesen Grundursachen geforscht, sondern auch mich um ihre

Bekämpfung bemüht hatte, kam mir allmählich das Verständnis für dieses Verhalten. Ich stieß mit meinen Bemühungen auf geradezu furchtbare Widerstände, wohl geeignet, jede Tatkraft zu lähmen. Eine Fülle von Vorurteilen, Voreingenommenheiten, machtvollen Gewohnheiten, Meinungen, Missdeutungen, ein Gifthauch von Spott, Feindschaft und Hass kam mir entgegen. Die Hölle war gegen mich losgelassen. Selbst meine Kollegen wendeten sich gegen mich. Da erschien meinem Blick eine andere Sagengestalt: die Meduse Gorgo, aus deren Haupt statt Haare Schlangen herausgewachsen waren. Ihr Anblick war nach der Sage so furchtbar, dass jeder zu Stein erstarrte, der sie sah.

Die Sage erzählt dann weiter, dass der König Polydektes dem jungen Perseus den Auftrag gab, ihm das Haupt der Gorgo zu holen. Von den Nymphen und Göttern mit wunderbaren Kampfmitteln ausgerüstet, gelang es Perseus, diese Aufgabe zu erfüllen. Es bedurfte also einer besonderen Ausrüstung, um angesichts der Gorgo nicht zu Stein zu erstarren. Auch Dante erzählt uns von der Gorgo. Als er auf seiner Wanderung durch das Inferno vor die befestigte Stadt Dis kam, warnte ihn Vergil vor dem Blick auf die Gorgo, die auf dem Tore stand. Da sandte der Himmel einen Engel herab, der Dante so stärkte, dass er die Gorgo anschauen durfte, ohne zu erstarren.

Nun verstand ich die Erstarrung der Medizin. Es handelte sich da um eine Perseus-Aufgabe. Nur göttliche Kräfte vermögen es, den Menschen im Arzte so zu stärken, dass er vor solcher Höllenkraft nicht zurückweicht.

Um das Gleiche mit gewöhnlichen Worten zu sagen: Es bedarf einer Horizonterweiterung, einer Erneuerung der Medizin, es bedarf «neuer Ärzte», damit die große, widerwillig aufgenommene Tat vollbracht werde, von der die Rettung der Menschheit abhängt.

Man wird mich einen Schwarzseher schelten. Mit Unrecht, denn ich sehe den Heilweg und habe Tausende auf demselben geführt. Ich sehe die Möglichkeit der Rettung im gleichen Augenblick, wo mein Auge das Inferno, die Laokoon-Gruppe und das Medusenhaupt schaut. Ich werde später über Tatsachen berichten, welche bestätigen, dass es sich sowohl mit der zivilisierten Menschheit als auch mit der Medizin so verhält, wie ich eben sagte. Sollten Sie z.B. das Buch von Dr. Alexis Carrel «Der Mensch, das unbekannte Wesen» lesen, so würden Sie darin eine reiche Bestätigung des Unheils finden, welches die Zivilisation angerichtet hat. Über die Lage in der Medizin aber würden Sie die gleiche Auskunft erhalten, wenn Sie z.B. die Schriften von Dr. Erwin Liek, dem verstorbenen Danziger Chirurgen, «Der Arzt und seine Sendung», und des Direktors der I. Medizinischen Klinik in Riga, Prof. Dr. Martin Sihle, «Über das Weltbild des Arztes und den Sinn der Krankheit», lesen würden.

Meinen Ausführungen über das Werden des Arztes möchte ich ein Wort des großen griechischen Arztes Hippokrates voranstellen. Er sagte:

> Wer sich die Kenntnis der Medizin gründlich aneignen will, der muss folgender Dinge teilhaftig werden: der natürlichen Anlage, des Unterrichts, und zwar von Jugend auf, der Lust zur Arbeit und genügender Zeit.
>
> Das Wichtigste von allem ist die natürliche Anlage. Wo die fehlt, ist alles umsonst. Wo sie aber die richtige Führung hat, da wird sie zur Lehrmeisterin in der Wissenschaft. Weiter aber bedarf es der Lust zur Arbeit für lange Zeit. Denn die Unerfah-

renheit ist ein schlechter Schatz für die, die sie besitzen und die Nährmutter der Feigheit und der Frechheit. Feig aber ist der Schwache und frech der Nichtskönner.

Die Medizin ist die vornehmste aller Wissenschaften.

Gleich einem früchtetragenden Baume hat die Medizin Keimanlagen, Wachstum, Erleben, Reife und Fruchtbarkeit. Auch von ihr gilt das Wort: «An ihren Früchten sollt ihr sie erkennen.» Die Keimanlagen sind Gaben des Schöpfers im menschlichen Wesen. Wie alle solche Gaben teilen sie die Schicksale allen Erbgutes und sprießen aus dem Seelengrunde einzelner Individuen mit ungleicher Kraft hervor. Wo sie stark sind, offenbaren sie sich schon in der Kindheit durch ein ungewöhnliches Interesse für die geheimnisvollen Erscheinungen des Leibes und des Lebens, durch Aufmerksamkeit auf die Leiden der Kreatur und durch den Drang zur Hilfeleistung.

Das Wachstum der Medizin aber ist das Ergebnis des Ringens aller Begabten um Erkenntnis, Wissen und Heilkunst seit Urzeiten, das Ergebnis unendlicher Bemühungen des Menschengeistes, um zu erfassen, was das Leben, was die Gesundheit, welches Ursache und Sinn der Krankheit und des Leidens, was der Sinn des Todes ist, und was schließlich dem Kranken Genesung, dem Leidenden Erlösung und dem Gesunden Schutz vor Erkrankung zu bringen vermag. So wächst und entwickelt sich die Medizin aus einer Zusammenarbeit aller Wissenschaften von den Naturerscheinungen und dem Geistesleben und aus einer unermesslichen Fülle von Erleben. Und dieses Wachstum im Großen, im Rahmen der ganzen Menschheit, wiederholt sich im Kleinen in jedem Jünger Äskulaps, in jedem einzelnen Arzt.

Das Eindringen in dieses große, rätselvolle Gebiet der Medizin stellt eigenartige, unablässige, stetig anwachsende Ansprüche an die Arbeitsleistung des Arztes; Ansprüche, denen die Beanlagung ihren individuellen Stempel aufdrückt. Deshalb gibt es je nach Beanlagung und Arbeitsfreudigkeit verschiedene Ärzte.

Ans Unüberwindliche grenzen die Schwierigkeiten der Ärzteschulen, die Einheit von Kunst und Wissenschaft, die wir Medizin nennen, zu lehren. Eine große Summe von Wissen und Können, allerdings mit manchen Lücken, kann gelehrt und gelernt werden. Spätere Forschungen werden einzelne Lücken ausfüllen, andere aber bleiben bestehen. Doch bleibt gar manches unergründlich oder ist von solcher Art, dass es nicht gelehrt werden kann. Auch machen sich in den Schulen Richtungen geltend, die durch Zeitströmungen und menschliche Unvollkommenheiten bedingt sind. Die «angeblich kürzeren Wege», die den Menschen nach Nietzsche so leicht verlocken, üben ihre Versuchung auch hier, besonders in der Therapie, aus, sodass der Weg verloren geht.

Schon zu Hippokrates' Zeiten gab es zwei gegensätzliche Schulen, Knidos und Kos, welch Letzterer Hippokrates angehörte. Die knidische Schule behandelte die Symptome mit ungezählten Mittelchen, die koische dagegen lehrte den Arzt, die Heilwege der Natur zu erforschen, ihnen zu dienen und die Behinderungen zu beheben.

Die Schule des 19. Jahrhunderts kam unter die Herrschaft der exakten Naturwissenschaften, die sie in einigen Richtungen zu wertvollsten Fortschritten führte; andere Richtungen kamen jedoch dabei zu kurz. Es gibt aber Lebens- und Krankheitsprobleme, die exakt-naturwissenschaftlich nicht fassbar sind. Deshalb gibt es heute auch eine Krisis in der

Medizin. Man bemerkt ein Bemühen, sich aus der exakt-naturwissenschaftlichen, mehr materialistischen Umklammerung zu befreien und den Weg wiederzufinden, der dabei verloren ging. Aus der Reihe der Zeugen solchen Bemühens greife ich hier nun einen heraus, der mir als tief denkender Arzt schon vor 30 Jahren auffiel, weil er sagte: «Der Geist der Therapie unserer Zeit ist von der Furcht diktiert.» Dieses Wort traf so sehr den Nagel auf den Kopf, dass ich seinen Autor nie mehr vergaß, es ist Generalarzt Dr. Buttersack. In seiner neuesten Schrift sagt er folgende tiefsinnigen Worte:

> Mit erklärlicher Scheu gehen die richtigen Wissenschaftler «du dernier cri» am Befinden ihrer Patienten vorüber, einer peinlichen subjektiven Äußerung, die sich weder messen noch färben lässt. Für den exakten Mediziner sind subjektive Mitteilungen des Kranken natürlich unerwünscht. Von C. Gerhardt sagten wir losen Studenten: ihm sei es am liebsten, wenn der Patient tot sei; dann störe er ihn nicht durch überflüssige Bemerkungen. Für den Kranken jedoch ist es von der größten Wichtigkeit, wie er sich fühlt. Alle großen Praktiker haben an diesem Punkt die Fühlung mit ihren Schutzbefohlenen aufgenommen und dadurch tatsächlich Erfolge erzielt. Denn das Spiel der Funktionen hängt zum wenigsten von der anatomischen Beschaffenheit der Leber oder der Niere ab, sondern von den tausend Streuungsreizen, welche im Innern entstehen bzw. von außen an uns gelangen. Ohne Zweifel kommt geweblichen Veränderungen eine Bedeutung bei; aber sie stellen doch nur eine relativ kleine Komponente unter den vielen anderen dar.
>
> Ein gänzlich unbekannter und deshalb vernachlässigter Faktor im Seelengetriebe ist die Sehnsucht. Sogar Psychologen von Ruf gleiten über dieses Quellgebiet unseres Herzens hinweg.
>
> Das anatomische Denken von Morgagni (1682–1771) bis R. Virchow (1821–1902) hat unseren Blick für die klinischen

Wirklichkeiten getrübt. Darum schieben wir diesen, nicht mikroskopierbaren Faktor als quantité négligeable beiseite. Und doch wirkt er, förderlich oder schädlich, beglückend oder deprimierend – je nachdem, aber immer wirksam.

Wie groß ist doch die Sehnsucht zweier Liebender nach Vereinigung! Die freudige Spannung trägt sie über alle Beschwerlichkeiten hinweg, lässt sie alle Schwierigkeiten überwinden. Die Zeit des Ziels wirkt irradiierend auf das ganze System der Organe, verleiht ihnen einen belebenden Auftrieb! – Wer kennt nicht die erwartungsvolle Sehnsucht der Kinder vor Weihnachten, die Belebung des ganzen Menschen durch die Aussicht auf den ersehnten Urlaub; und wie viele Ausgewanderte hat die Sehnsucht nach der Heimat über die Ozeane zurückgetragen und bald darauf in der alten Erde sterben lassen! Das Ende von Moses wiederholt sich immer wieder, zu dem Gott sagte: Stirb auf dem Berg angesichts des Landes Kanaan! – Nur die ganz Exakten wissen nichts von der Sehnsucht nach der Jugendzeit, wie sie Rückert ebenso ergreifend wie wahr geschildert hat: «Zu dir, Heimatflur, lass mich einmal nur entfliehn im Traum!» – Hier liegen für viele Kranke die heimlichen Ursachen ihres Leidens; für den verstehenden Arzt ist hier der Hebel zu seiner Linderung.

Die Exakten, die ob ihrer Vernachlässigung der seelischen Vorgänge ihren Namen völlig zu Unrecht tragen, wollen davon nichts mehr wissen. Selbstständig Denkende fangen schüchtern an, Kummer, Sorge, Angst und dgl. wieder klinisch zu bewerten, aber immer noch im Sinne von Giften und Bazillen als vis a tergo. Demgegenüber wirkt die Sehnsucht nicht schiebend von rückwärts, sondern nach vorwärts ziehend. Indem die Sehnsucht einem Ziel zustrebt, ist sie eine außerpersönliche Kraft, welche – den ganzen Körper durchflutend – jedes Teilchen in ihren Bann zieht.

Bulwer hat recht: «Take away desire from the heart, and you take the air from the earth». (Nimm dem Herzen die Sehnsucht, und du nimmst der Erde die Luft).

Der Sehnsucht ist es ja im Grunde nicht sowohl um die Erreichung des Ziels als um die Entfaltung der Kräfte zu tun.

Für den Arzt gilt somit das Gleiche wie für den Feldherrn: die Wege, auf welchen er sein Ziel zu erreichen hofft, lassen sich auf weit hinaus nie mit Sicherheit feststellen. Er ist im Laufe des Feldzuges darauf angewiesen, eine Reihe von Entschlüssen zu fassen aufgrund von Situationen, die nicht vorauszusehen sind. Es kommt darauf an, in lauter Spezialfällen die in den Nebel gehüllte Sachlage zu durchschauen, das Gegebene richtig zu würdigen, das Unbekannte zu erraten, einen Entschluss schnell zu fassen und dann kräftig und unbeirrt durchzuführen. Theoretisches Wissen reicht dazu nicht aus; hier gelangen die Eigenschaften des Geistes und Charakters zur freien, praktischen, künstlerischen Entfaltung, geschult freilich durch gründliche Vorbildung und geleitet durch vielseitige Erfahrung.

Die Nichtbeachtung der förderlichen oder schädigenden Sehnsuchtswirkung auf die Organe und den Gesamtorganismus, die hier Buttersack so treffend anführt, ist nur ein Beispiel unter vielen anderen, die alle die Beschränktheit des exakt-naturwissenschaftlichen Horizontes dartun würden. Nicht nur seelische Einflüsse werden nicht beachtet, sondern auch physische Einflüsse, die sich aus kleinsten Dosen in fortgesetzter, milliardenfacher Wiederholung über Jahre des Lebens, ja über Generationen hin erstrecken und dabei eine unermessliche Fülle von Krankheiten und Leiden verursachen. Der Exakte fasst in der Hauptsache den Querschnitt der Krankheit; der Längsschnitt aber, d. h. der langfristige Werdeprozess der Krankheit, entgeht ihm.

In diese Gegenwart der Medizinschule wird der Medizinstudent eingeführt. Er empfängt alle die wertvollen Gaben des Studiums und erinnert sich ihrer stets mit nie erlöschender Dankbarkeit. Mit dem Staatsexamen und der Spitaldienstzeit hat er das durchschnittliche Arztniveau erstiegen; ich nenne es «das Niveau des alten Arztes». Mit der Praxis kommt das *Erleben* des Arztseins. Je nach der Beanlagung beginnt nunmehr in ihm das Wachstum der Medizin, bestehend in selbstständigem Durchdenken und Erforschen der Probleme, in den Versuchen, die Lücken auszufüllen und den Materialismus zu überwinden. Bei diesem selbstständigen Ringen und Suchen können sich Impulse einstellen, die zu äußerster Anspannung aller geistigen Kräfte und entsprechender Arbeitsleistung anspornen. Neue wissenschaftliche Grundlagen werden gewonnen, der Horizont wird erweitert, neue Heilmaßnahmen werden gefunden, kurz, es vollzieht sich ein Prozess der Gärung und der Läuterung im Innern des Arztes, der endlos durch die Jahre des Lebens weitergeht. Diesen Vorgang nenne ich «das Werden des neuen Arztes». Er vollzieht sich mit wechselnder Intensität wohl in jedem Arzte. Fruchtbar aber ist er nur dort, wo Anlage und Arbeitsdrang den gewöhnlichen Schwellenwert übersteigen.

Es hat seine besonderen Gründe, dass ich über das Werden des neuen Arztes zu berichten gedachte. Vor mehr als vierzig Jahren begannen meine Beobachtungen und Arzterlebnisse mich zur Vertiefung und Wandlung meiner Kenntnisse und meines therapeutischen Handelns zu drängen. Bald sah ich mich in einen ungewollten Gegensatz zum schulmäßigen Arzttum gestellt. Kranke aus allen Ländern der Welt kamen in meine Kur und gaben mir Gelegenheit, den Unterschied zwischen ihrer bisherigen und meiner Behandlung kennenzulernen. Immer wieder fragten sie mich, «wie kamen Sie denn zu diesem neuen Heilweg?» Und diese Frage zwang mich, über mein Arztwerden nachzudenken. Das Ergebnis war für mich selbst überraschend. Ich habe in der Tat ein Stück des Werdens des neuen Arztes an mir selbst erlebt. Daher muss ich von meinem eigenen Erleben berichten, da es mir scheint, so das Werden des neuen Arztes am besten schildern zu können.

Der Behandlungsunterschied, der meinen Patienten zuerst auffällt, ist der weitgehende Wegfall der Medikamente und die Neuregelung der alltäglichen Lebensgeschehnisse, so der Ernährung und der Lebensordnung. «Wie, die Nahrung soll unser Heilmittel sein?» So lautet stets die erste Frage. Andere sagen: «Bisher war mir verordnet, bis 11 Uhr vormittags im Bett zu bleiben, Sie aber heißen mich früh aufstehen und früh zu Bett gehen. Warum dieser Unterschied?» – Angst vor frischer Luft, vor jedem Luftzug bringen sie alle mit. Hier gilt Tag und Nacht frische Luft. Das Hautorgan wird dem Einfluss von Luft und Sonne, dem Wechsel von warm und kalt ausgesetzt, bisher aber war es sorglich vor jedem Lufthauch, jedem Sonnenstrahl, jeglicher Kälte behütet worden. Warum dies? Auch hören die Patienten hier die ihnen neue Botschaft, dass nicht nur der Arzt sich um ihre Gesundung bemühen muss, sondern auch sie selbst, ja, dass sie vor allem selbst für den Erfolg verantwortlich sind. Zur Überwindung gehöre die harmonische Zusammenarbeit von Patient, Arzt und Gott.

Solche Lehren und Heilwege sind zwar in der Medizin nichts Neues, aber die Zahl der Ärzte, die sie verwirklichen, ist relativ sehr klein. Unsere Kranken haben in der Regel jahrelange, erfolglose Behandlung hinter sich. Sie erwarten die

Heilung durch die verordneten Mittel, nicht durch eigenes Verhalten. Umso größer ist ihr Erstaunen, wenn der neue Heilweg ihnen die Gesundheit zurückbringt.

Wie also war ich selbst auf die Entwicklungsbahn des neuen Arztes geraten? Mein Nachdenken führte mich mit der Zeit immer weiter zurück in die Jugendzeit und sogar in die früheste Kindheit, wo sich Erlebnisse abspielten, die vorbestimmend auf meine spätere Entwicklung eingewirkt haben. So werde ich Ihnen nun zuerst von diesen Erlebnissen berichten, die wohl auch maßgebend für die Berufswahl gewesen sind.

Das erste und vielleicht wichtigste Kindheitserlebnis lag bis zu meinem vierzigsten Lebensjahre völlig vergessen in meinem Unterbewusstsein. Da ereignete sich in einer Stunde der Innenschau plötzlich ein Riss in der dunklen Wand des Innern, und ich sah eine wohl 15 cm lange, klaffende und blutende Schnittwunde in zarter Menschenhaut. Schreckgefühl begleitete diese Vision, aber sogleich tauchten weitere Erinnerungen auf: Ich bin als zweieinhalbjähriger Knabe in einem Zimmer, in welchem meine Mutter fiebernd im Bett liegt. Sie steht auf, fällt, stößt einen Schrei aus. Ein Gefäß ist zerbrochen. Sie liegt am Boden, und an ihrem Körper sehe ich jene große blutende Wunde. Ich erkenne das Haus, die Wohnung und das Zimmer, wo solches geschah, sofort. Ich befragte nachher meine Mutter, die noch lebte, über diese Erinnerung. Sie bestätigte den Vorfall. Der Arzt hätte die Wunde zugenäht. Dann erzählte sie:

> Als du alt genug warst, eine Schere zu gebrauchen, hast du oft aus Papier Menschenfiguren ausgeschnitten, sodann ihnen einen Schnitt beigebracht und diesen mit kleinsten Papierstreifen verklebt, sagend, du wollest die Wunde zunähen. Du

hast dich schon vor der Schulzeit für alle Krankheiten in der Familie so auffallend interessiert, dass wir dich «das Dökterli» nannten.

Meine Mutter hat auch in den folgenden Jahrzehnten viel gelitten, körperlich und seelisch, auch mein Vater erlitt Schweres, und alles dieses lastete fortgesetzt auf meinem Gemüte. Wer die Bedeutung des Mutterkomplexes für die Entwicklung des Sohnes kennt, wird auch die Impulskraft dieser Kindheitserlebnisse zu würdigen wissen.

«Die Lust zur Arbeit auf lange Zeit», die Hippokrates für den werdenden Arzt fordert, wurde mir offenbar auch in die Wiege gelegt. Meine Vorfahren väterlicherseits waren ein an harte Arbeit gewöhntes Bauerngeschlecht aus den Jurabergen. Der Vater selbst war ein Frühaufsteher und unermüdlicher Arbeiter als Notar in der Kantonshauptstadt. Im mütterlichen Blute hatte sich das Wesen der Appenzellerberge mit demjenigen des Emmentals gemischt; sie war eine große Meisterin der Küche und jeglicher Hausarbeit.

Als ich fünf Jahre alt war, fabrizierte mir mein Onkel Tambourmajor eine Trommel und lehrte mich trommeln. Das braucht viel Übung. Bald konnte ich sämtliche Ordonnanzmärsche schlagen. Im zwölften Lebensjahr wurde ich Tambour bei den Kadetten und lernte durch einen in venezianischen Diensten ergrauten Tambourinstruktor zehn verschiedene Tagwachen schlagen. Noch später übernahm ich bei unseren großen Symphoniekonzerten den Part der Kesselpauken. Im sechzehnten Lebensjahre wurde ich Kanonier bei der Kadettenartillerie und im achtzehnten Lebensjahr ihr Hauptmann.

Vom zwölften Lebensjahre an durfte ich Klavierunterricht nehmen. Während der Gymnasialjahre spielte ich in unseren Schülerkonzerten Solostücke, zuletzt das C-Dur-Konzert von Beethoven. Auch veranlassten mich die Umstände, während der letzten Gymnasialjahre Klavierunterricht zu erteilen, und bald hatte ich zehn Schüler. Neben der Lebensbereicherung durch die Musik lehrten mich Klavier- und Orchesterspiel, welche erstaunlichen Leistungen durch unablässiges Üben aus dem Körper herauszuholen sind. An meinen Klavierschülern lernte ich die Anfänge der Menschenführung, an den Artilleristen aber das Instruieren und Kommandieren einer größeren Menschengruppe.

Alles dies geschah während des regulären Schulganges. Überdies erlernte ich die Buchbinderei, band meine Bücher selber ein, lernte in der Glockengießerei eine Zehntelpferdekraft-Dampfmaschine aus dem Rohmaterial selbst herstellen, wurde Mitglied des literarischen Gymnasianer-Vereins, wo tüchtig gearbeitet und Vorträge gehalten wurden. So lernte ich arbeiten.

In den Ablauf der Jugendzeit schoben sich auch Krankheitserlebnisse ein, die für meine spätere ärztliche Entwicklung nicht gleichgültig gewesen sind. Im elften Lebensjahre wurde ich in der Schule von heftigen Schmerzen in der linken Unterbauchgegend befallen. Unser Hausarzt, Dr. Heinrich Bircher, ein hervorragender Chirurg, stellte eine Dickdarmentzündung in der Gegend des römischen S fest, verordnete strengstes Fasten. Zehn Tage lang nahm ich nur schluckweise Wasser zu mir, dann war ich geheilt, aber zunächst noch sehr schwach. Eine Aufklärung über die

Ursache der Erkrankung oder Weisungen bezüglich zukünftiger Ernährung erhielt ich nicht, aber das Fasten hatte ich kennengelernt.

Die Ernährung im Elternhaus war die im Bürgerstande übliche: täglich ein- bis zweimal Fleisch, Weißbrot, Gemüse, Kartoffeln, Mehlspeisen, aber auch oft Salat und Früchte, dazu regelmäßig ein Glas Wein «zur Kräftigung», oft daneben auch Bier. Früh begann die Zahnkaries, im vierzehnten Lebensjahr die Kurzsichtigkeit. Warum diese Schäden an meinem Körper? Nie, auch nicht im Medizinstudium, erhielt ich Antwort auf diese Frage, bis ich sie schließlich selber geben konnte. Um die gleiche Zeit befiel mich am Weihnachtsabend heftiges Herzklopfen. Mein Arzt gab mir Digitalistropfen und sprach von Herzfehler. Woher und warum? Das erfuhr ich nicht.

Im fünfzehnten Lebensjahr, bei einem Sprung über das hohe Pferd, kippte das Sprungbrett um. Ich wurde mit Wucht nach vorne geschleudert und zerschlug mir die Kniescheibe am stählernen Stellnagel. Monatelang lag ich zu Bett. Es war eine Schule der Geduld für mich. Ein Jahr später brach ich die Tibia des linken Armes. Beide Ereignisse lehrten mich das Wunder der Heilung von innen her.

Ein gesundheitliches Erlebnis von besonderer Tragweite ereignete sich im letzten Gymnasialjahre. Bei der fehlerhaften Ernährung wurden die Summe meiner mannigfaltigen Tätigkeiten (Gymnasium, Pianospiel, Klavierlehrer, Kadettenhauptmann, Vorstandsmitglied eines Vereins) und allerlei Nöte des Elternhauses zur Überlastung. Ich verlor den Schlaf. Ich ging zum Arzt und erhielt Brompulver zum Einnehmen, nachher andere Medikamente und, da alles nicht half, schließlich eine Dosis Chloralhydrat. Eine schreckliche Nacht folgte. Mein Arzt nahm ein großes Buch zur Hand und sagte: «Sehen Sie da, ich habe Ihnen nun alle Medikamente gegen Schlaflosigkeit gegeben, die es gibt, nun weiß ich Ihnen nur noch einen Rat: Gehen Sie heute Abend in die bayrische Bierhalle und trinken Sie acht Glas Bier, dann werden Sie schlafen.» – Dies war der letzte ärztliche Rat in meinem Leben, den ich befolgte. Die Wirkung war höchst jammervoll. Nie wieder solche Hilfen!

Stillschweigend trug ich nun meinen Zustand, sah aber recht müde aus. Ich nahm gerade meinen zweiten Reitkurs. Der Reitlehrer war Major und Instruktor der Kavallerie, ein Haudegen mit einem Reichtum von Kraftausdrücken. Er stellte mich nach der Reitstunde und sagt: «Sie sehen nicht gut aus. Was fehlt Ihnen?» Ich berichte von meiner Schlaflosigkeit und dem Misserfolg der ärztlichen Behandlung. Er: «Kommen Sie heute Abend 6 Uhr zu mir in die Kaserne, ich werde Ihnen sagen, was Sie tun müssen.» – Um 6 Uhr war ich dort.

Gespickt mit Kraftausdrücken hielt mir der Major der Kavallerie einen anderthalbstündigen Vortrag über den Einfluss der feuchten Wärme auf den Körper und über die Anwendung von kalten Prießnitzschen Einpackungen. – Hinter meinem Parterrezimmer war ein Hof mit einem Brunnen. Nachts legte ich eine Wolldecke auf mein Bett, tauchte ein Leintuch in den Brunnen, legte es auf die Wolldecke und packte meinen Leib, so gut dies allein ging, ein. Eine wohltuende Ruhe überkam mich. Auch ohne vollen Schlaf war dies die erste wohltuende Nacht seit Langem. Das Experiment wurde nun wochenlang fortgesetzt und bekam mir gut.

Der Gegensatz zwischen den Ratschlägen des Arztes und des Kavalleriemajors machte mir einen unauslöschlichen Eindruck. Dort giftige Medikamente und Bier, hier Ableitung des Blutes vom Kopfe durch Beeinflussung der Haut. Die Behandlung erster Art völlig beziehungslos zum Wesen meiner Gesundheitsstörung, nur weiteren Schaden hinzufügend, kurz gesagt, eine chemische Vergewaltigung meines Nervensystems. Die Behandlung zweiter Art völlig unschädlich, aber wohltuend das Innenleben von der Haut aus regelnd. Dieses Erlebnis wurde entscheidend für mein späteres Arzttum.

Längst schon war ich entschlossen, Medizin zu studieren. Gegen Ende der Gymnasialzeit trübten sich die ökonomischen Verhältnisse meines Vaters. Nur dank der gütigen Hilfe von Freunden wurde mir das Studium ermöglicht, aber unter der Bedingung äußerster Sparsamkeit. Mit meiner Freude an der Arbeit und am Berufe war ich ja reich, wie sollte ich da das Leben eines armen Studenten nicht ertragen können.

Die ersten Semester an der Universität Zürich waren dem Studium der Naturwissenschaften gewidmet. Zwei Ereignisse haben während den ersten zwei Jahren Einfluss auf meine Arztbahn gewonnen. In meiner Philisterei bei einer Wäscherin wohnte auch ein armer russischer Gelehrter, ein Physikochemiker mit dem Namen Bachmetjew, ein Mann mit einem Kopf wie eine Bombe, ein großer Gelehrter und scharfer Denker. Er fristete sein Leben mit Einpauken von Studenten fürs Examen. Stundenlang sprach er mir von den schwierigsten Problemen der Physik und Chemie, die mich brennend interessierten. Ihm verdanke ich manche Anregung auf diesen Gebieten. Schließlich wurde er als Professor der Chemie nach Sofia berufen.

Das zweite Ereignis geschah in einem ungewöhnlich kalten Winter, da auch der Zürichsee zufror. Wiederum litt ich an Schlafmangel. Dem musste ein Ende gemacht werden. Ich führte folgenden Heilplan aus: Ich stellte mein Bett in die Zimmermitte, öffnete Fenster und Balkontüre weit. Die eiskalte Luft strömte über mich hin. Abends 5 Uhr, nach Schluss der Vorlesungen, marschierte ich während zwei Stunden, oft im tiefen Schnee watend, auf den Anhöhen rings um Zürich, kam todmüde heim, nahm ein frugales Abendmahl und legte mich um 8 Uhr ins Bett. Um 4 Uhr 30 stand ich auf, machte auf dem Balkon Atemübungen, danach studierte ich, in wollene Decken gehüllt, bis es Zeit war, in die Vorlesung zu gehen. Die ersten Tage schlief ich noch nicht, und es wurde mir schwer, früh aufzustehen. Nach 8 Tagen aber sank ich, kaum im Bett, in tiefen Schlaf. Nun hatte ich gewonnen; der gesunde Schlaf war für Jahrzehnte wiederhergestellt.

Zwei Heilmittel hatten es vollbracht: eine gesunde Lebensordnung und ein bisschen heroische Selbstbeherrschung. Als kürzlich Stöckmann seine Erfahrungen und seine Lehre von der «Naturschlafzeit des Menschen» veröffentlichte, da dachte ich: Das Gleiche hast du vor 45 Jahren erlebt. Damals begann das Nachdenken über die Lebensunordnung der zivilisierten Menschen, über die Wirkung der Selbstregulierung und Selbstbeherrschung des Kranken und über die Notwendigkeit seiner verständigen Mitwirkung auf dem Heilwege. Ich sah mehr und mehr ein, wie wenig die großen Heilmittel *Lebensordnung* und *Selbstbeherrschung* in der Therapie zur Anwendung kommen, wie gerne man sie durch Verabreichung von Medikamenten, Zaubermitteln, umgeht, weil der liebe Patient solche Anforderungen zu hart finden könnte. Dies waren die Anfänge einer Erkenntnis, die später, in den Jahren praktischer Tätigkeit, sich immer klarer entwickelte.

Nun aber begann das eigentliche Studium der Medizin.

2. Das Medizinstudium

Das Wunder des Lebens – Enttäuschung – Abstinenz – Hypnose und Suggestion

Mit Andacht betrat ich den Hörsaal, in dem die Lehre vom Leben, die Physiologie, von Justus Gaule vorgetragen wurde. Eine glückliche Fügung des Schicksals hatte mich zu diesem Lehrer geführt. Er sprach mit klarem, fesselndem, eindringlichem und ergreifendem Worte. Seine Schilderung des Lebensgeschehens im Zusammenhange mit dem Bau der Zellen, Organe und Gewebe des Körpers erfüllte den Hörer mit Ehrfurcht, weil sie auch mit Ehrfurcht gegeben wurde. Während der zwei Semester, da ich ihm täglich eine Stunde lang und überdies in Spezialkursen zuhörte, prägte sich mir seine Wissenschaft so tief ein, dass ich ohne Repetition ins Examen gehen konnte. Die Lehre von den Lebensgesetzen und dem harmonischen Zusammenspiel der Lebensvorgänge im gesunden Organismus war in mir lebendig geworden und blieb für alle Zukunft ein Gegenstand höchsten Interesses. Dank Justus Gaule!

Unter dem Einfluss dieser Lehre gelangte ich zu den ersten, grundlegenden Vorstellungen vom Reiche der Ordnungen im Lebendigen. Ich verstand, dass Gesundheit ein wohlgeordnetes Leben voraussetzt, dass jegliche Unordnung zu Gesundheitsstörungen und Krankheiten führen muss, dass der Kranke, um zu genesen, sein Leben in allererster Linie neu ordnen muss. Schon damals träumte ich von einem Milieu für die Genesungssuchenden, in welchem ein physiologisch geordnetes Leben die Grundlage des Heilverfahrens sein würde. Mit erwartungsvoller Spannung bereitete ich mich auf den klinischen Unterricht vor, in dem ich lernen würde, wie man die physiologischen Erkenntnisse zur Heilung der Kranken verwendet.

Anatomie, Mikroskopie, Gewebe- und Entwicklungslehre ergänzten die Einführung in die Wunder des Lebens.

Endlich brach der Tag des klinischen Unterrichts an, wo die Einführung in die Krankheitslehre, die Diagnosestellung, die Chirurgie, die Geburtshilfe, die Bakteriologie usw. begann, wo ich lernen würde, *wie man kranke Menschen heilt.*

In der Tat, die klinischen Semester führten mich in eine unermessliche Fülle von Wissen und Können ein. Die Bakteriologie beherrschte damals das Feld. Die Aseptik wurde eben in die Chirurgie eingeführt. Die Anziehungskraft des chirurgisch ärztlichen Handelns war besonders groß. Die Eingriffe ließen sich so klar begründen, und die Dankbarkeit und Verehrung der Patienten nach erfolgreicher Operation waren so vielversprechend. Mein Hauptinteresse aber gehörte der internen Heilkunde. Dort sollte ja die physiologische Ordnung der Lebensvorgänge die Hauptrolle spielen.

Mit gespannter Aufmerksamkeit folgte ich dem täglichen Unterricht der Zürcher und Berliner Internisten Eichhorst, v. Leyden, Senator, Gerhardt. Es war überall dasselbe: Die Diagnose, die Ätiologie, die Prognose und die Krankengeschichte beanspruchten die Zeit bis zur letzten

Minute, dann endlich kam die Therapie. Es hieß: Man gibt ..., dann folgten Rezepte von Medikamenten. Das war alles. Nur ganz ausnahmsweise wurde von Diät gesprochen, etwa bei der Zuckerkrankheit, und zwar, wie ich heute weiß, von einer ganz verkehrten Diät. Gelegentlich wurde auch die Bratwurst als besonders empfehlenswerte Krankenspeise erwähnt.

Umsonst erwartete ich eine Erklärung über die Beziehung des Medikamentes zur Ursache oder zum Wesen der Krankheit, umsonst eine Darlegung, wie und wodurch der Heilvorgang zustande kommen sollte. *Es war eine endlose Enttäuschung!* Auch die Arzneimittellehre verbesserte die Sachlage nicht. Stolz erklärte der alte Hirsch in Berlin in seinem Kolleg über allgemeine Therapie: «Es gibt vier spezifische Arzneimittel: die Salicylsäure, das Digitalis, das Jod und das Quecksilber.» In Wirklichkeit heilt nicht eines derselben die Krankheit, gegen welche es verordnet wird.

Dass ich nicht allein zu solcher Enttäuschung gekommen bin, zeigt die folgende Stelle aus dem berühmten Buch von Dr. Erwin Liek, «Der Arzt und seine Sendung»:

> Voll höchster Erwartung, ich kann sagen, mit klopfendem Herzen, trat ich ein in den Tempel der Heilkunde. Endlich würden wir lernen, kranken Menschen zu helfen. Umso schwerer war die Enttäuschung, die mir die innere Klinik brachte. Wohl sah ich ein, dass man erst erkennen müsse, was dem kranken Menschen fehle, bevor man daran gehe, ihm zu helfen ...
>
> Es wird ja wohl überall das Gleiche sein: Ein Kranker wird vom Lehrer und dem aufgerufenen Praktikanten eingehend untersucht, Klagen und objektiver Befund miteinander verglichen, Exkrete, Sekrete usw. beurteilt und dann als Krönung

> des Ganzen die Diagnose gestellt und gegen alle andern Möglichkeiten gesichert (Differentialdiagnose). Jetzt kam für mich immer der große Augenblick; was kann und was wird man gegen dies Leiden tun? Und immer wieder die gleiche Enttäuschung; nur ganz wenige Worte: Prognose günstig oder, sehr viel häufiger, ungünstig. Behandlung keine oder symptomatisch.

Es ging also Liek genauso wie mir, und wie es noch vielen andern geht. Lese ich heute die Antworten auf Ärztefragen in den medizinischen Zeitschriften, gegeben von Autoritäten, so sind sie wenig besser. Selten lautet eine Antwort, wie behandelt werden soll, so wie sie nach meinem Wissen und meiner Erfahrung gegeben werden müsste. Noch immer herrscht die Diagnose vor, und die Therapie beschränkt sich auf das Medikament. Von Diätetik und Lebensordnung ist nicht die Rede. Junge Ärzte aus dem Ausland, die mich besuchen, frage ich stets, ob es in ihrem Studium anders bestellt war. Die Antwort lautete bisher ausnahmslos: nein.

Nicht nur die Heilbehandlung, auch die Diagnose befriedigte mich nicht. Sie war in der Hauptsache pathologisch-anatomisch, stellte fest, welche Organe oder Gewebe krankhaft verändert waren und welches bekannte Krankheitsbild vorlag. Ich aber hätte wissen wollen, welcher Ursachenkomplex die Krankheit erzeugt, welches Parallelogramm gesundheitsschädlicher Kräfte auf den betreffenden Menschen, und wie lange, gewirkt hatte. Daraus hätte die Heilbehandlung abgeleitet werden müssen, die vor allem die Ursachen der Unordnung beseitigt hätte, sodass die im Innern des Organismus wohnende, zentrale «Regierung» die Gesundheit wiederherstellen könne. *Ursächlich* wollte ich die Diagnose, ursächlich auch die Therapie.

Unter den Medizinern der höheren Semester gärte es. Es bildete sich eine Gruppe, welche erklärte, der Tuberkelbazillus sei nicht die Hauptursache der Tuberkulose. Dem Körper sei von Natur eine Widerstandskraft, eine natürliche Immunität, gegeben. Erst wenn diese Widerstandskraft geschwächt sei, könne der Bazillus sein Zerstörungswerk beginnen. Was die natürliche Immunität schwäche, das sei die Hauptursache. Nur durch die Wiederherstellung der Widerstandskraft könne der Tuberkulöse wirklich geheilt werden. Der Führer dieser Gruppe, ehemaliger Lehrer, jetzt Mediziner, berichtete, *wie* er seine Lungentuberkulose durch Stählung der Widerstandskraft geheilt habe. Es war dies in der Zeit, da das Kochsche Tuberkulin viel von sich reden machte.

Nun fügte es das Schicksal, dass ich während der Studienzeit in ein dramatisches Erlebnis auf dem Gebiete der ursächlichen Therapie hineingezogen wurde. Meine Begriffe vom Genuss und der Wirkung der alkoholischen Getränke waren beim Eintritt ins Studium die in der menschlichen Gesellschaft allgemein herrschenden. Man trank ganz selbstverständlich Wein, Bier und Liköre, um sich zu kräftigen, um als normaler Mensch zu gelten, um fröhlich zu werden, um sich im kalten Winter zu wärmen und im Sommer den Durst zu löschen. Ein «echter» Student und Soldat musste trinkfest sein. Von den Folgen des Alkoholgenusses wusste ich blutwenig. Ein Temperenzler war für mich ein minderwertiger Mensch. Dies war auch der Standpunkt meiner Kameraden und der Mehrzahl meiner Lehrer, der Medizinprofessoren.

Dieser Alkoholfriede wurde nun plötzlich gestört. Zwei meiner Lehrer, gerade die hervorragendsten, deren geistvolles Lehren uns am meisten gab, der Physiologe Gaule und der Psychiater August Forel waren – Alkoholabstinenten! In sachlicher Weise lehrten sie die Wirkungen des Alkohols auf den Organismus und die Folgen der Trinksitten für die Volksgesundheit. Ihnen schloss sich der Basler Physiologe v. Bunge an, dessen Lehrbuch der physiologischen Chemie ein ganz hervorragendes Werk ist. Alle drei traten mit schlagenden, wissenschaftlichen Argumenten in den Kampf gegen den Alkoholismus und die Trinksitten, erklärten, dass es zur Sendung des Arztes gehöre, mit dem guten Beispiel voranzugehen. Was sie sagten, war wohlbegründet und überzeugend. Es wehte auf einmal ein neuer Wind in der Medizin. Bisher hatten sich ja die Ärzte gar oft als Freunde des Alkohols sowohl durch eigenes Trinken als auch in der Therapie erwiesen.

Diese hervorragenden Gelehrten und edlen Menschen erklärten sich vor aller Welt nicht nur für die Temperenz, sondern für die Totalabstinenz. Das war etwas ganz Neues, es machte großen Eindruck. Ich stand vor der Frage, selbst Abstinent zu werden. Sie erweckte in mir einen Sturm von Gegenvorstellungen. Nicht wegen des Verzichts auf die alkoholischen Getränke, sondern wegen des Fluches der Lächerlichkeit, wegen des Anderstuns als alle meine Freunde und Bekannten. «Was alle tun, wie sollte ich wagen, es nicht zu tun?» Ich fürchtete mich!

Da kam der Fackelzug und Abschiedskommers in der Tonhalle zu Ehren des scheidenden Anatomen Meyer. An den hufeisenförmig angeordneten Tischen saßen der Gefeierte, die Professoren der medizinischen Fakultät, der Vertreter der Regierung und die Medizinstudenten. Alles trank Bier, nur Forel und Gaule hatten ein Selterswasserkrüglein vor sich stehen. Jetzt hielt der Abgeordnete der kantonalen Regierung eine Festrede mit einem Loblied auf die Trinkfestigkeit des Scheidenden. Er flocht allerlei Seitenhiebe auf die neue Mode der Wassertrinker ein, die jedesmal von der Korona mit schallendem Gelächter und Beifallgeschrei beantwortet wurden. Ich empfand dies peinlich und geschmacklos. Wie konnte der Regierungsmann unsere verehrtesten Lehrer lächerlich machen? Bald darauf erhob sich Forel. Seine Rede galt der Freiheit der Forschung, die auch den Jubilar groß gemacht. Es war keine direkte, aber die beste und geistvollste Antwort. Dieser Abend blieb mir unvergesslich.

Als mich später das Studium der Psychiatrie, das Hypnoseproblem, in näheren Kontakt mit Forel brachte, sagte eines schönen Tages Forel: «Werden Sie doch auch Abstinent.» Ich antwortete ausweichend, weil ich mich immer noch fürchtete. Da sagte er: «Tun Sie es mir zuliebe.» Blitzartig stieg die Erinnerung an jenen Kommers in mir auf. Ich verstand: Die Sache bedurfte der Mitkämpfer. Sofort schlug ich in seine Hand ein: «Gut, Ihnen zuliebe werde ich gern Abstinent.» So kam ich dazu, mich für die Dauer meines Lebens der alkoholischen Getränke zu enthalten.

Zu beschreiben, welch hoher Gewinn die Abstinenz für mein ganzes Arztleben wurde, fehlen mir die Worte. Nun lernte ich standhalten, der Masse widerstehen. Die vorher so freundliche Wirtin im Speiserestaurant fauchte mich an wie eine Wildkatze. Selbst die Kellnerin behandelte mich mit Verachtung. Ich musste den Tisch, an dem ich mit meinen Freunden aß, aufgeben. Wohin ich kam, bei alten und neuen Freunden, gab es ein Kopfschütteln: «Was, Sie trinken nicht mehr?» Es war ihnen unerträglich. Jedenfalls war ich in ihren Augen schon halb verrückt. Nun bekam ich die Macht der Gewohnheit und der Sitte, des Massenmenschentums, des

Königs Alkohol (wie Jack London sagt) zu fühlen. Es war ein Stück des Medusenhauptes. Freundschaften gingen verloren, es regnete Spott und Hohn. Wenn ich wegen der Abstinenz solches zu ertragen hatte, wie sollte da jemals ein Trinker die Enthaltsamkeit aushalten können?

Dieses Erleben machte mich unabhängig und selbstständig in meinem Charakter, im Denken und Handeln.

Am schlimmsten war meine Lage in den militärischen Kursen mit Sanitätsaspiranten und Offizieren, meinen Kollegen. In keinem Dienst wurde mehr getrunken als dort, nirgends wurde der Abstinent so sehr als Dorn im Fleisch empfunden wie dort. Im Offizierskorps der Truppe wurde der abstinente Truppenarzt kameradschaftlich respektiert. Oft übte sein Vorbild einen guten Einfluss aus. Nur einmal erlaubte man sich einen Scherz mit mir. Ich rückte ein zum Dienst mit einem Artillerieregiment. Heißer, anstrengender Einrückungstag, viel Arbeit, abends 5 Uhr: Offiziersreiten. Nach zweistündigem Ritt Halt an der Aare; von der Gegenseite kommt eine Fähre mit Wirt, Kellnerin und Wein. Man offeriert auch mir ein Glas Wein. Ich lehne ab. Da bricht in der ganzen Offiziersschar ein Geschrei aus. Es war ein abgekartetes Arrangement. Man hatte gehofft, mich von der Abstinenz durch den Durst abbringen zu können. Unmöglich, dachte man, dass ein Mensch unter solchen Umständen einem Glas Wein widerstehen könne. Die Sache hatte Humor, und die Kameradschaft während des ganzen Dienstes war nur umso herzlicher.

Wie Forel Abstinent wurde, ist ein Zeichen seiner Charaktergröße. Deshalb will ich es erzählen. Jedes Jahr brachte der von ihm geleiteten Irrenanstalt rückfällige Alkoholdeliranten. Bei der Entlassung erhielten sie einen ernsten

Zuspruch Forels, nunmehr das Trinken zu lassen; ohne Erfolg, denn das nächste Jahr kamen sie wieder. Von einem gewissen Jahre ab blieben Einzelne aus. Jedesmal, wenn Forel sich nach ihnen erkundigte, hieß es: «Wir lernten den Schuhmacher Boßhard in Neumünster kennen, der nahm sich unser an, daher trinken wir nicht mehr.» Was tat nun der Professor der Psychiatrie und Direktor der größten Irrenanstalt der Schweiz? Er ging zum Schuhmacher B., um zu lernen, wie dieser einen solchen Einfluss auszuüben vermöge. Boßhard sagte: «Ich enthalte mich selbst der alkoholischen Getränke. Daher lernen die Trinker von mir, dass das Leben ohne dieselben möglich ist. Sodann nehme ich mich der armen Brüder mit Gottes Hilfe freundschaftlich an. Das ist mein ganzes Geheimnis.» – Darauf wurde Forel selber Abstinent. Bald danach gründete er den schweizerischen Alkoholgegnerbund, den Verein abstinenter Ärzte, den Frauenverein für alkoholfreie Wirtschaften, die zürcherische Guttemplerloge und die Trinkerheilstätte Ellikon a. d. Thur, deren erster Leiter der Schuhmacher Boßhard wurde.

Bei objektiver Beurteilung erscheint dieser Kampf gegen den Alkohol, dem sich bald auch andere bedeutende Ärzte und Priester des In- und Auslandes anschlossen, als erster großer Schritt der Medizin in der Richtung auf eine ursächliche Therapie und Prophylaxe.

Da der Alkohol so viele Menschenleben und so viel Familienglück vernichtet, da durch das Verhalten der Trinker, oft auch der vermeintlich mäßigen, Leib und Seele ihrer Kinder, angeboren und erworben, geschädigt werden, ist die Abstinenz des Arztes eine vorbildliche Tat, zu welcher alle jungen Ärzte erzogen werden sollten. Heute würde die

Sache für die Medizinstudenten und jungen Ärzte ja um vieles leichter sein als vor 50 Jahren; ob dies ein Vorteil ist, wäre eine andere Frage. Mir scheint heute, dass gerade die Härte des Erlebens, der Blick auf das Medusenhaupt, das Wertvollste war, was ich durch die Abstinenz empfing. Solches Ertragen und Überwinden meißelt den Charakter des Arztes, stählt ihn für den Kampf mit der Gorgo und den Schlangen, d.h. mit den seelischen und körperlichen Ursachen des Erkrankens und Leidens, mit der Unordnung im Leben der zivilisierten Menschheit. Der Arzt hat nicht nur Wissen und Können nötig, sondern auch Erziehung.

«Erziehung der *Willenskraft*» – sagt Nietzsche, «man legt Prüfungen für alles ab, nur nicht für die Hauptsache: ob man *wollen* kann, ob man *versprechen* darf: der junge Mann wird fertig, ohne auch nur eine Frage, eine Neugierde für dieses oberste Wertproblem seiner Natur zu haben.»

Eine Willenserziehung war das Erleben als abstinenter Mediziner und Arzt für mich jedenfalls.

Eine zweite Förderung meines Arztwerdens verdankte ich ebenfalls Forel. Während meiner Studienzeit nahm Forel, nach dem Vorgange des französischen Arztes Liébault, die Erforschung des Hypnoseproblems auf. In glänzenden Vorlesungen und Demonstrationen machte er uns mit dem hypnotischen Zustand, der Suggestion und Autosuggestion bekannt. Bei ihm hörten wir erstmals vom Seelenleben, vom Einfluss der Seele auf den Körper und von Seelenbehandlung sprechen. Er allein von allen unseren Lehrern besprach eingehend die Fragen des Bewusstseins, des Unterbewusstseins, aber auch der seelischen Erkrankungen. Endlich machte er mich im persönlichen Verkehr aufmerksam auf die *Semonschen* Forschungen über das Prinzip der *Mneme*, des überpersönlichen Gedächtnisses alles Lebendigen. Das eingehende Studium der Mnemelehre wurde für meine spätere Entwicklung zum Seelenarzte bedeutungsvoll.

Das ärztliche Denken, in das mich Gaule, v. Bunge und Forel einführten, bildete den Glanz meines Medizinstudiums. Bei den anderen Lehrern, auch bei den Größen Berlins, empfing ich in mustergültiger Weise das übliche Denken und Können des Mediziners. In den Ferien lernte ich als Unterassistent im histologischen Institut, in der chirurgischen und gynäkologischen Poliklinik usw. Der Leiter der gynäkologischen Poliklinik war aus Schweden zurückgekehrt, wo er die Thure-Brandt-Massage erlernt hatte. Durch ihn wurde ich in dieser wertvollen Heilmaßnahme unterrichtet.

Nichts aber vermochte die bedrückende Enttäuschung über die Heilbehandlung der inneren Krankheiten zu beheben. Dazu erlebten wir gerade in meiner Studienzeit die Woge der Kneippschen Wasserbehandlung. Sie war eine große Demonstration des Vertrauensmangels zur Schulmedizin im Volke. Kneipp heilte mit Wasser, mit Güssen, Bädern, Wickeln usw. Ich aber hatte während meines ganzen Studiums von keinem meiner Lehrer auch nur ein Wort über Wasserbehandlung, über Hydrotherapie, gehört. Ringsum sprach man von Heilungen durch Kneipp, durch das Wasser. Die Schule aber, statt ihre Unwissenheit einzusehen, ärgerte sich und rümpfte die Nase. Da fand ich eine Nummer der «Klinischen Blätter für Hydrotherapie» von Prof. Winternitz in Wien. Darin fand ich ein völlig anderes therapeutisches Denken, eine Heilbehandlung innerer Krankheiten aufgrund von Lebensgesetzen, das, was ich erhofft und gesucht hatte. Ich abonnierte diese Blätter und lernte daraus auf eigene Faust Hydrotherapie. Die Unterrichtsstunde des

Kavalleriemajors in der Kaserne in Aarau hatte ihre Fortsetzung gefunden.

Manche andere Lücke der Therapie lernte ich erst später kennen und überwinden, wovon noch die Rede sein wird. Ich ging durch das Staatsexamen. Der «alte Arzt» war geschaffen, aber die Keimanlagen zum «neuen Arzt» waren auch schon vorhanden und warteten auf ihre Entfaltung.

3. Die Praxis

Krankheitsnot und Versagen der Therapie – Irrtümer, Unwissenheit und ihre Überwindung

Am 1. Dezember 1891 eröffnete ich meine Praxis im Industriequartier der Stadt Zürich. Bald hatte ich Tag und Nacht zu arzten: Wundbehandlung, kleine Chirurgie, Geburtshilfe, Infektionskrankheiten, akute und chronische Krankheiten aller Arten, darunter viele Krankheiten der Verdauungs- und Kreislauforgane und alle Formen des Rheumas, Nervenleiden, Neurosen, Säuglings- und Kinderkrankheiten. Die Familien von Arbeitern, Handwerkern, Beamten und Kaufleuten bildeten meine Klientel. Für sie alle bedeutete Krankheit stets eine fühlbare Belastung und Sorgen. Auch mit der Trunksucht hatte ich es zu tun. So rief man mich mitten in der Nacht in eine Familie, wo der Mann plötzlich am Delirium erkrankt war. Die halbverhungerte Frau und elende Kinder umstanden verzweifelt den tobenden Vater. In einem Einfamilienhäuschen wohnte ein älteres Ehepaar. Eines Abends warf der von alkoholischem Wahnsinn befallene Mann seine Frau in der Nacht nackt auf die Straße und schrie ihr zu: «Wenn du den Doktor holst, schlage ich ihn mit der Axt tot». Sie holte mich trotzdem. Nach längerem Pochen öffnete er mir die Haustüre. Ich ging ihm nach in die Stube.

Drunten sammelten sich die Nachbarn, in Furcht vor der angedrohten Mordtat. Der Mann gab mir keine Antwort, verließ bald das Zimmer und ging in die Küche, wohin ich ihm folgte. Er suchte überall nach etwas. Ich sah das Beil und sagte: «Sehen Sie, da ist das Beil, mit dem Sie mich erschlagen wollten.» Dieses Wort ernüchterte ihn. Ich brachte ihn ins Irrenhaus.

Ein anderes Mal wurde ich gerufen, weil es in der Wohnung von Mietern so still geworden war. Nach Aufbrechen der Türe bot sich mir ein furchtbarer Anblick: Auf dem Bett lagen zwei kleine, erdrosselte Kinderchen, die Ärmchen des einen ums andere gelegt; an der Türe hing erhängt die tote Mutter mit einem misslungenen Schnitt am Halse. Das blutige Messer lag auf dem Tisch. Die Frau war aus gutem Hause. Der Mann, ein Apotheker, war durch Alkohol und Morphium so heruntergekommen, dass er Frau und Kinder mittellos verließ. Die Frau aber kannte in ihrem Elend keinen anderen Ausweg als den Tod.

Mehr und mehr bedrückten mich die unbefriedigenden Resultate meiner Therapie. Auch wenn ich Autoritäten der Stadt konsultierte, hatte ich keinen Gewinn. Die Rheumatiker wurden mit den Salicylpräparaten niemals gesund, die Herzkranken reagierten nur vorübergehend auf die Digitalisgaben, die Verdauungskranken blieben trotz meiner Medikamente und Diätvorschriften kranke Menschen. Schwer empfand ich die Krankheitsnot der Menschen, umso mehr, als ich fühlte, dass meine therapeutischen Maßnahmen unzureichend waren und das Wesen der Krankheit nicht beeinflussten. Trotzdem genoss ich das unverdiente Vertrauen meiner Kranken.

Da kam im vierten Jahre meiner Praxis das Ereignis, das meine Arzttätigkeit völlig wandeln sollte. Man rief mich zu einer chronisch-magenkranken Frau, die schon von verschiedenen Ärzten behandelt worden war. Ich behandelte sie nach allen Regeln der erlernten und aus Spezialwerken geschöpften Kunst. Die Röntgenstrahlen waren noch nicht entdeckt. Der Magen war hochgradig erweitert und muskellahm. Die Speisemassen blieben darin liegen und wurden, wenn er voll war, durch Erbrechen wieder geleert. Die Frau war abgemagert und sehr schwach. Sie konnte das Bett nicht mehr verlassen. Ich verordnete Diät, so wie ich es verstand, machte jeden Morgen früh eine Magenauswaschung, bei der sich stets viele Speisereste entleerten. Wochenlange Behandlungen brachten keine Besserung, im Gegenteil. Mein Latein war zu Ende, ich hielt den Fall für hoffnungslos.

In dieser Zeit leitete ich einen Samariterkurs des abstinenten Samaritervereins. Der Präsident war ehemaliger deutscher Naturheilkundiger und Vegetarier, der nun in Zürich Medizin studierte. Selbstverständlich hatte ich die üblichen Vorurteile gegen den Vegetarismus, war jedoch durch das Alkoholerlebnis offener für andere Ansichten geworden.

Dieser Mann erzählte mir von seinen Beobachtungen. Ich berichtete ihm von meinem Fiasko bei der magenkranken Patientin. Da behauptete er, dass mit einer aus vorwiegend rohen Vegetabilien hergestellten Diät zu helfen wäre. Ich dachte, dass ein so schwacher Magen unmöglich solche Kost ertrüge. Schließlich fragte ich die Kranke, ob sie einen Versuch machen wolle. Da sie bejahte, gingen wir ans Werk.

Sie erhielt Rohdiät nach Vorschrift des Vegetariers. Ich wusch weiter den Magen jeden Morgen aus. Der Magen vertrug diese Diät besser als die meine. Die Patientin fühlte sich dabei wohler, und nach vierzehn Tagen war der Magen bei der Auswaschung leer! Auch der träge Darm begann spontan zu arbeiten. Die Kräfte nahmen zu, und die Patientin konnte das Bett verlassen. Sie war schon lange nicht mehr so wohl gewesen.

Ich war erstaunt und – niedergeschmettert. Der Vegetarier hatte gesiegt, hatte dem Arzt eine Lektion erteilt. Aus der ganzen Ernährungswissenschaft von 1895 war mir nicht eine einzige Tatsache bekannt, die diese Rohnahrungswirkung und den Unterschied von meiner Magendiät zu erklären vermochte. Ich hatte sofortige Verschlechterung des Zustandes für wahrscheinlich gehalten. Entgegen meinem Denken und Wissen wurde die Kranke besser.

War es die Suggestion durch die neuartige Behandlungsart? War es der Wegfall der Fleischkost? War es der Wegfall der Veränderung der Nährstoffe durch die Hitze des Kochens? Waren es also die rohen Vegetabilien, die die Wandlung zum Besseren gebracht hatten? Ich schritt zu weiteren Versuchen an anderen Kranken, an mir selbst und an meinen Angehörigen. Es erwuchs mir daraus viel ungewohnte Arbeit. Der Kranke musste für die Koständerung gewonnen werden. Ich musste ihn eingehend instruieren. Alles hing von seinem guten Willen und von der tadellosen Ausführung ab. Ein Arzneirezept war rasch geschrieben, diese Instruktionskonsultationen aber kosteten mich die zehnfache Zeit und wurden nicht etwa besser bezahlt. Manche Resultate waren verblüffend gute.

Der folgende Fall blieb mir unvergessen: 45-jährige Frau mit kindskopfgroßem Tumor (Geschwulst) im linken Unterbauch, seit Wochen keine Stuhlentleerung, alle Speisen wurden erbrochen. Die vorbehandelnden Ärzte, mit denen ich konsultierte, wollten operieren. Ich kam zum Schluss, dass es eine Kotgeschwulst sei, gab schüchtern flüssige Rohdiät, später normale Rohdiät, die erstaunlicherweise behalten wurde. Dazu ließ ich fünfmal täglich eine kleine Ballonspritze kaltes Wasser in den Darm gießen. Am dritten Tag begannen Entleerungen von unglaublichen Kotmassen. Die Geschwulst verkleinerte sich von Tag zu Tag, nach vierzehn Tagen war sie mit allen Beschwerden verschwunden, die Frau hatte guten Appetit, gewann Kräfte. Die vegetabile Heilkost wurde reichlicher zusammengesetzt, teilweise auch Kochkost hinzugegeben. Die Frau hausierte mit Wein in Wirtschaften, die sie im Lande herum aufsuchte. Bei meinem nächsten Besuche war sie nicht zu Hause, sie sei wieder ihr Brot verdienen gegangen. Zwanzig Jahre später holte mich die erwachsene Tochter der Patientin. Diese sei wieder krank und wolle mich als Arzt, da ich ihr damals das Leben gerettet hätte. Diesmal konnte ich ihr nicht mehr helfen. Sie war inoperabel krebskrank.

Als Erstwirkungen dieser Heilkost konnte ich feststellen: Behebung der Darmträgheit, Rückkehr des verlorenen Appetits, Gesundung der Mundschleimhaut, bessere Hautfarbe und Mehrung des Wohlbefindens. Ich erlebte aber auch recht kritische Situationen. Einer der schwersten Fälle dieser Art aus den ersten Versuchszeitjahren sei als Beispiel erwähnt:

Der Patient war ein 55-jähriger Mann, seit Jahren schwer an Knotengicht erkrankt. Viele vorausgegangene Kuren. Jetzt völlig arbeitsunfähig, lag dauernd im Bett. Wenige Tage nach Beginn der Heilkost trat Fieber auf, stieg auf 40 Grad Celsius. Die Knoten entzündeten sich, brachen auf. Im Nachttopf entstand ein hoher Niederschlag von karmoisinroten Harnsäuresalzen. Das Fieber dauerte wochenlang an. Der Kranke magerte ab, wurde äußerst hinfällig und schwach. Am Ende der fünften Woche war mein Mut auf Null gesunken. Ich sagte zur Gattin des Kranken: «Es geht schlecht, ich glaube, dass wir den Kampf verloren haben.» «Nein», sagte sie, «ich fühle, dass es doch vorwärts geht.» Sie hatte recht. Bald darauf trat der Umschwung ein. Das Fieber hörte auf. Der Harn wurde klar. Gesunder Appetit setzte ein. Die Kräfte kamen zurück. Der Genesene blieb bei der neuen Nahrung, bekam nie mehr einen Gichtanfall, begann ein neues Geschäft und lebte noch zwanzig Jahre lang.

Auch in einem anderen Falle verlor ich den Mut: 53-jährige Frau, seit acht Monaten mit totaler Lähmung beider Beine im Bett liegend. Bisherige Behandlung erfolglos. Nach fünf Monaten diätetischer Behandlung zeigte sich noch keine Spur von Leben in den Beinen. Mutlos geworden, sagte ich zur Kranken: «Mir scheint, dass unser Kampf gegen das Schicksal erfolglos bleibt.» – «Ach, Herr Doktor», antwortete sie, «verlieren Sie den Mut nicht, *ich fühle*, dass es kommt.» – Auch hier hatte die Patientin recht. Bald darauf kam Leben in die Beine. Im siebenten Monat meiner Behandlung konnte die Kranke aufstehen und mithilfe eines Laufbarrens gehen. Ein Jahr später hatte sie den vollen Gebrauch ihrer Beine wiedergewonnen. Auch sie hat ihrem Haushalt und Geschäft noch weitere zwanzig Jahre vorgestanden.

Zur Zeit dieser Versuche (1895–1900) wusste die Medizin noch blutwenig von den Beziehungen zwischen Nahrung und Krankheit. Man ahnte nicht einmal, dass schwerste Nervenlähmungen durch fehlerhafte Ernährung entstehen. Die Entstehung der Beriberi durch Vitamin-B-Mangel war noch nicht erkannt. Alle diese Heilversuche mit vegetabiler Heilrohkost waren für mich Kolumbusfahrten auf neuen Wegen nach unbekanntem Ziel. Ich konnte mich auf keine

Autorität, auf keinen Professor stützen. Im Gegenteil, ich stieß auf heftige Gegnerschaft wegen des «unwissenschaftlichen» und verachteten Vegetarismus. Die Hausärzte der Verwandtschaft meiner Kranken sandten ihnen Warnung auf Warnung, sie würden bei solcher Kost nach kurzer Zeit unfehlbar zusammenbrechen. Das Medusenhaupt erschien wieder in noch weit furchtbarer Gestalt.

Im Sommer 1897 gab ich meine gut gehende Praxis auf, ging zu Studienzwecken nach Wien zu Winternitz und nach dem Weißen Hirsch zu Lahmann. Im Herbst 1897 eröffnete ich eine kleine Privatklinik und ein Institut für Hydrotherapie und physikalische Heilmethoden, Letzteres in der Stadt Zürich. So konnte ich nun die Ernährung ordnen und überwachen, um ihren Wirkungen sicherer nachzuforschen.

Was ich sah, schien mir von so hoher Wichtigkeit für die menschliche Gesundheit, dass mich der Drang ergriff, die Rätsel, die sich mir boten, zu lösen. Welches waren die Ursachen der Gesundheitsstörungen und Krankheitszustände, die bei vegetabiler Heilkost und entsprechender Körper- und Seelenpflege wichen, die aber vorher keiner Arznei noch sonstiger Behandlung gewichen waren? Spielte die frühere Ernährung bei ihrer Entstehung eine ursächliche Rolle? Was ist es in der Nahrung des Menschen, was krank macht, was aber macht wieder gesund? Weshalb wirkt die vegetabile Heilkost, insbesondere die Rohkost, heilend? Welcher Unterschied besteht zwischen roh und gekocht?

Ich machte mich ans Werk, suchte die gesamte Literatur der Ernährungsphysiologie, der Stoffwechselforschung und der Diätetik durch und – fand keine Antwort. Viel Eiweiß, aber auch genug Kohlenhydrate und Fette, dann soundso viele Kalorien, das waren die Schlager der Lehre. Die Mineralstofffrage war nur von zwei Physiologen (v. Bunge und Forster) ernster genommen worden, im Allgemeinen hieß es: «Jede Nahrung enthält genug Mineralstoffe, also brauchen wir uns nicht darum zu kümmern.» Nur Lahmann nahm unter den Ärzten in diesem Punkte eine Ausnahmestellung ein. Alles dies aber erklärte meine Beobachtungen nicht.

Schließlich blieb mein Blick an der Verbrennungswärme, am Energie- oder Wirkungswert der Nahrung haften. Da schien mir etwas zu fehlen. Ich begann die grundlegenden Werke über theoretische Chemie, über Energetik und Physik zu studieren. Nernst, Ostwald, Helm, van t'Hoff, Planck, Chwolson u. a. wurden meine Lehrer. Dann fand ich Dozenten der Chemie und Physik vom Eidgenössischen Polytechnikum, die mir Privatunterricht erteilten, und mit denen ich über die mich beschäftigenden Fragen diskutieren konnte. Nach einigen Jahren mühevollen Suchens, wohlverstanden neben anstrengender Praxis, kam der Augenblick, wo mir ein Licht aufging. Es war ein ergreifender Augenblick.

Ich erkannte, dass die Ernährungslehre am wichtigsten Ort eine Lücke hatte. Das Wirkungsvermögen der Nahrung wurde nur nach dem negativen Gesetz von der Erhaltung der Energie, dem ersten Hauptsatz der Energielehre, bewertet. Die Kalorien messen nur die Energiemenge, also die Quantität, die aus der Nahrung kommt. Es gibt aber etwas für das Wirkungsvermögen einer Energie noch viel Wichtigeres als die Quantität: die *Qualität*, die in der Energie als *Organisation* gegeben ist. Darüber sagen die Kalorien nichts, und doch ist die Organisation der Energie das Entscheidende. Von dieser Organisation spricht das höchste aller Naturgesetze: der zweite Hauptsatz der Energielehre, auch genannt das Entropiegesetz. Die Entropie ist das Maß der Unordnung, der Desorganisation eines Energiesystems. In jedem System, also auch in der Nährsubstanz, nimmt die Organisation um ebenso viel ab, als die Entropie zunimmt. Der erste Hauptsatz sagt, dass keine Energie verschwindet; der zweite, dass die Energie verdirbt, was bedeutet, an Wirkungsvermögen verliert. Ich habe diese Lehre ausführlich dargestellt in dem Buche «Vom Wesen und von der Organisation der Nahrungsenergie und von der Anwendung des zweiten Hauptsatzes der Energielehre auf den Nährwert und die Nahrungswirkung» (Hippokrates-Verlag 1936).

Für das Wirkungsvermögen der Nahrung kommt es also nicht auf den Energiebetrag (die Kalorienmenge) an, sondern auf das Maß der Ordnung oder Organisation, welches in den Energiesystemen der Nahrung vorhanden ist. Auch hier gilt, was der große Physiker Eddington sagt:

> Wir müssen unser Augenmerk auf zwei Dinge richten: auf die Energie und auf die Organisation der Energie.

Ich hatte also nach mühseligem Suchen und Forschen zu Ende des 19. Jahrhunderts die Lücke erkannt, die in der bisherigen Ernährungslehre klaffte, ohne dass jemand ihrer gewahr gewesen wäre. Weder die Physiologie noch die Medizin hatten jemals die Frage nach der Organisation der Nahrungsenergie und nach der Gültigkeit des zweiten Hauptsatzes gestellt.

Ein Teil der Schuld am Bestehen dieser Lücke fällt auf die Physiker, welche beim zweiten Hauptsatz den Nachdruck auf die Entropie legten, auf einen mathematisch leicht, sonst aber schwer fassbaren Begriff, der nicht die Organisation, sondern die Desorganisation oder Unordnung misst.

Dies machte die Erfassung des Gesetzes, selbst für Physiker, schwer, für Mediziner aber meist unmöglich. Der große russische Physiker Chwolson schrieb die Schrift «Hegel, Haeckel, Kossuth und das zwölfte Gebot», um zu zeigen, wie dieses größte und wichtigste Naturgesetz total missverstanden worden sei, das Gesetz, welches – wie er sagt – «uns erlaubt, die geheimsten Eigenschaften der Substanz zu erforschen.» Der Schwerpunkt dieses Gesetzes aber liegt auf der Ordnung, der Organisation der Energie, denn diese ist ihr Wirkungsvermögen. Beim Wirken geht die Ordnung verloren, die Energie bleibt, die Unordnung entsteht. Also ist es die Ordnung, was dem Leben dient. Deshalb habe ich den zweiten Hauptsatz für mich persönlich *«das Organisationsgesetz»* genannt. Der Ordnungsbegriff aber wäre auch den Biologen und Medizinern mit der Zeit zugänglich geworden.

Seither hat Erwin Schrödinger *(«Was ist Leben? Die lebende Zelle mit den Augen des Physikers betrachtet.»* Bern 1951) diese Auffassung vom Wesen des Ernährungsvorganges so ausgedrückt:

«Wie würden wir die wunderbare Fähigkeit eines lebenden Organismus, den Zerfall in das thermodynamische Gleichgewicht (Tod) zu verzögern, in der Ausdrucksweise der statistischen Theorie darstellen? Wir sagen: ‹Er nährt sich von negativer Entropie›, indem er sozusagen einen Strom negativer Entropie zu sich hin zieht ... Die Entropie ist in Verbindung mit dem negativen Vorzeichen selbst ein Ordnungsmaß. Der Kunstgriff, mittels dessen ein Organismus sich stationär auf einer ziemlich hohen Ordnungsstufe (einer ziemlich tiefen Entropiestufe) hält, besteht in Wirklichkeit aus einem fortwährenden ‹Aufsaugen› von Ordnung aus seiner Umwelt. Dieser Satz ist gar nicht so paradox, wie er auf den ersten Blick aussieht. Man könnte ihm eher vorwerfen, er sei eine Plattheit. In der Tat, im Falle der höheren Tiere kennen wir die Art Ordnung, von welcher sie sich ernähren, recht gut; es ist der äußerst wohl geordnete Zustand der Materie, in den mehr oder minder komplizierten organischen Verbindungen, welche ihnen als Futter dienen. Nach der Benutzung geben sie sie in sehr stark abgebauter Form wieder von sich, jedoch nicht vollständig abgebaut, da Pflanzen noch immer dafür Verwendung haben. Diese besitzen ihren stärksten Vorrat an ‹negativer Entropie› selbstverständlich im Sonnenlicht.»

Als ich nun die Frage nach der Energieorganisation in den Nahrungsmitteln stellte, erhielt ich die Antwort auf meine großen Fragen, die Lösung des Rätsels. Den Entwicklungsprozess dieser Erkenntnis und die mir mögliche theoretische Begründung habe ich seit 1904 in einer Reihe von Büchern veröffentlicht und in Vorträgen vor Ärztegesellschaften in Stuttgart, Hamburg, London, Paris, Berlin, Dresden, Meran, Wien dargelegt. Im Januar 1900 machte ich der Ärztegesellschaft der Stadt Zürich Mitteilung von meinen Beobachtungen, hoffend, dass ich bei meinem Suchen Unterstützung durch Kollegen und durch die Klinik fände. Statt Mithilfe kam die Antwort: «Herr Bircher hat die Grenzen der Wissenschaft verlassen!»

Von nun an galt ich bei meinen schweizerischen Kollegen als Outsider. Man schalt mich «Vegetarier», «Rohköstler», «Rohkostapostel». In meiner Lehre fand man Mystik und Metagalaxis. Ich sei unwissenschaftlich. Die Heilerfolge erklärten sie durch Suggestion, denn das Verständnis für die Wirkungen der Nahrung auf den menschlichen Organismus fehlte ihnen total, wie früher ja auch mir. Meine Heilkost nannten sie eine Hungerkost und warnten, wo es immer möglich war, jeden Kranken, der in meine Behandlung kommen wollte, vor ihr, da er unfehlbar durch «Eiweißunterernährung» in meiner Behandlung irreparablen Schaden leiden würde. Sandte ich einen Artikel an die Schweiz. med. Wochenschrift, so kam er zurück. Das Wort war mir in der Schweiz abgeschnitten.

Es gab aber auch Ausnahmen von dieser Regel. Mit dem Quadrat der Entfernung besserte sich die Kollegialität. Man fing an, zuerst im Ausland, meine Heilerfolge anzuerkennen. Ärzte und Ernährungsforscher traten zu mir in Beziehung, viele besuchten meine Klinik. Sie kamen aus Deutschland, Holland, Italien, Russland, Österreich, Frankreich, Belgien, England, Spanien, Amerika, Indien, Australien usw. Solches kam natürlich erst mit den Jahren und Jahrzehnten. Lange Zeit war meine Lage nicht beneidenswert. Ich erlebte den Inhalt des Sihleschen Wortes: «Der Hochmut und die Aufgeblasenheit gewisser Leute kennen keine Grenzen.» Wenn ich trotzdem standhalten und vorwärtskommen konnte, so verdanke ich dies meinen geheilten Patienten. Lange, lange hatte ich den Anblick dieses Gorgonenhauptes zu ertragen, dessen Schlangen nach mir züngelten. Indessen – auch solches Erleben gehört zum Werden des neuen Arztes.

Im Grunde störte oder kränkte mich all dies nicht. Das Gleiche ist ja in der Geschichte der Medizin schon so manchem passiert. Ich blieb seelenruhig bei meiner Arbeit. Schimpften mich die Aufgeblasenen «unwissenschaftlich», so wusste ich ja, wie viel tiefer ich in die Wissenschaft eingedrungen war als sie. Schimpften sie mich als «einseitig», so erinnerte ich mich an das Wort Dr. v. Nordens aus Baden-Baden, Sohn des bekannten Prof. Dr. v. N., der nach vierzehntägigem Studienaufenthalt in meiner Klinik beim Abschied zu mir sagte: «Sie haben Gegner, die Sie einseitig nennen. Ich habe noch keinen vielseitigeren Arzt gesehen als Sie», – und dann war ja die Hilfe da, die wir, meine Mitarbeiter und ich, den Kranken und Leidenden zu geben vermochten. Sie wog alles Bittere zehnfach auf und machte mich zu einem glücklichen Arzt.

Nachdem ich mehr als zwanzig Jahre im Widerspruch zur herrschenden Ernährungslehre gestanden hatte, kam die große Wandlung in der Ernährungsforschung, die mir eine unerwartete Stütze wurde.

Was ich im Jahre 1895 erlebt hatte, nämlich die Entdeckung, dass die Ernährungslehre nicht imstande war, die Nahrungswirkungen zu erklären, das hatten zwischen den Jahren 1906–1911 amerikanische Ernährungsforscher bei dem großen Wisconsinversuch mit Rindern erlebt. Bei vermeintlich gleichwertiger Nahrung blieb die eine Rindergruppe gesund, während die anderen drei an schweren Störungen der Gesundheit und der Fortpflanzung erkrankten. Keine in der Wissenschaft bekannten Tatsachen vermochten diese Wirkungen zu erklären. Die Forscher kamen zu der Einsicht, dass bisher nach einer Ernährungslehre gedacht und gehandelt worden war, welche die Wirkungen der Nahrung gar nicht kannte, welche nicht einmal die Frage aufgeworfen hatte, weshalb man bei der einen Nahrung gesund blieb, bei der andern erkrankte; dass man aus Fünftage-Experimenten Schlüsse gezogen hatte, wo Experimente von mehr als jähriger Dauer nötig gewesen wären.

Wie ich 1895, so fühlten sie im Jahre 1911, dass ihnen der Boden unter den Füßen entwich, dass das Ernährungsproblem neu aufgerollt und erforscht werden müsse. *Da begann die neue Ära der Ernährungsforschung!* Wo vorher einer, da forschten jetzt Tausende. 1921 begannen die Veröffentlichungen der Gesamtergebnisse, die heute noch fortdauern. Der Riesenbau einer völlig neuen, von der alten total verschiedenen Ernährungslehre ist im Entstehen begriffen.

Die Ergebnisse dieser Forschung bestätigten nun weitgehend meine Schlussfolgerungen aus der Anwendung des zweiten Hauptsatzes der Energielehre, aus dem Organisationsgesetz. Daher wuchs nun auch das Interesse der medizinischen Welt für meinen Standpunkt. Der Herausgeber des großen Sammelwerkes der Medizin «Die Neue Deutsche Klinik», Prof. Dr. G. Klemperer, ersuchte mich, den Artikel «Vegetabile Heilkost» zu schreiben. Er kam nachher für einige Tage in meine Klinik, um meine Therapie kennenzulernen. Endlich, im Dezember 1935, erlebte ich die Freude, dass der erste europäische Forscher, m. E. der bedeutendste Hygieniker Deutschlands in der Gegenwart, Prof. Dr. Werner Kollath in Rostock, meine Anwendung des zweiten Hauptsatzes nicht nur verstand, sondern auch bestätigte. Ich war nun, trotz der Ärztegesellschaft von Zürich, wieder «wissenschaftlich» geworden.

In unserem Wissen von den Wirkungen der Nahrungsmittel und Speisen auf den menschlichen Organismus und von den Beziehungen der Nahrung zur Krankheit und zum Leiden des Menschengeschlechtes hat sich seit der neuen Ernährungsforschung eine gewaltige Wandlung vollzogen, vielfach zum diametralen Gegenteil von vorher. Darüber werde ich im nächsten Kapitel berichten.

Zur Zeit liegen indessen die Verhältnisse noch so, dass die Ernährung der zivilisierten Nationen, die Ernährung in den Krankenhäusern, die gesamte Magen-, Darm-, Verdauungs-

und Stoffwechseldiätetik in der Medizin auf die alte Ernährungslehre eingestellt ist; dass ein unerhörter Verbrauch von Medikamenten stattfindet, da, wo nur fehlerhafte Ernährung Ursache der Krankheit ist; dass die Medizinstudenten selbst heute noch keinen gründlichen, wohlorganisierten Unterricht auf dem Ernährungsgebiete erhalten; dass das Gros der Ärzte die Ergebnisse der neuen Ernährungsforschung und ihre Verwirklichung im Krankheits- und Lebensgebiete nicht oder ungenügend kennt. Daher stehen sich noch zwei Fronten gegenüber: die Front der ärztlichen Masse und die Front der wenigen Kenner der Ernährungsfrage. Zur Ersteren gehören die Krankenhäuser und die meisten Kliniken. Eine große Aufgabe harrt noch ihrer Lösung. Dies sagen auch die folgenden Worte Prof. Kollaths:

> ... und den Aufbau einer modernen Ernährungslehre sehe ich darin, dass konsequent diese Ergebnisse in die Praxis übertragen werden.
>
> Das führt aber, wie ich sogleich bemerken will, zu Revolutionen in der Medizin und in jedem Krankenhause, ... die Krankenernährung, die in der großen Mehrzahl der Krankenhäuser den modernen Ergebnissen der Ernährungsforschung noch längst nicht gerecht wird.

Gleiches besagen die Worte des großen japanischen Ernährungsforschers N. Katase:

> Von dem Standpunkte ausgehend, dass die Nahrung die Beherrscherin des Lebens und der Gesundheit ist, ist es die erste Pflicht der medizinischen Forschung, den Einfluss der Nahrung, d.h. der Nährstoffe auf den lebenden Organismus, genau zu erforschen. Nur wenn die Einflüsse der von den Menschen zu sich genommenen Nahrung genau durchforscht

sind, werden auch ihre Auswirkungen im menschlichen Organismus geklärt werden; dann kann eine feste Basis für die prophylaktischen Maßnahmen geschaffen werden, und zugleich wird ein Wegweiser für die therapeutischen Maßnahmen damit gegeben sein.

Man sieht daraus, welche Aufgabe dem neuen Arzte erwachsen ist. Er muss die Kluft zwischen der alten Ernährungsroutine und der neuen Erkenntnis überbrücken, indem er sich in unermüdlicher Arbeit das neue Wissen aneignet und alsdann das Erkannte konsequent in die Praxis umsetzt – allerdings eine Herkulesaufgabe!

4. Die Lösung der Ernährungsfrage

Nährwert-Umwertung – Ungesundheit durch Missernährung – Ernährungskrankheiten – Heilernährung

Die Ernährungswissenschaft hatte bisher den Energiewert der Nahrung nach der Verbrennungswärme, d. h. nach der Kalorienmenge, also *nur quantitativ* bewertet. Die Kalorienmessung hatte zu der Erkenntnis geführt, dass der erste Hauptsatz der Energielehre, das Prinzip von der Erhaltung der Energie, im Ernährungsvorgang gültig ist. In verständlicher Selbstzufriedenheit mit dieser Erkenntnis, aber in ungenügender Vertrautheit mit dem Energieproblem, überschätzte man das Kalorienmaß und baute während Dezennien die ärztlichen Wertungen der Nahrung auf dasselbe auf. Niemand sah, dass an diesem Wertmaß die Hauptsache, die Energie*qualität*, fehlte. Es fiel, merkwürdigerweise, keinem Forscher ein, dass alles Geschehen in der Natur einem anderen, noch höheren Gesetz gehorcht, dem zweiten Hauptsatz der Energielehre oder Carnot-Clausiusschen Prinzip, und dass nur mithilfe dieses Prinzips die Qualität und damit auch der wahre Nährwert der Nahrung erfasst werden könne. Hier klaffte also eine verhängnisvolle Lücke im Fundament der Ernährungslehre, deren Nichtbeachtung zu Irrtümern und falschen Wertungen führte.

So wurden denn die auf dieser Lücke aufgebaute Ernährungslehre zur Ursache unrichtigen Handelns bei der Ernährungsbehandlung kranker Menschen, aber auch bei allen Anordnungen betr. Ernährung Gesunder für jeden Arzt, auch für mich in den ersten Jahren meiner Praxis. Unrichtiges Handeln auf dem Gebiete der Ernährung bedingt indessen regelmäßige Misserfolge, deren Ursache man gerade deshalb anderswo sucht, weil sie regelmäßig sind. Es war, wie ich im vorhergehenden Kapitel berichtete, ein glückliches Zusammentreffen von Umständen, dass ich mir als junger Arzt der Unzulänglichkeit meines Ernährungswissens bewusst wurde, und zwar zu einer Zeit, da es noch keine neue Ernährungsforschung gab. Damals war es eine schmerzliche Enttäuschung für mich, zu erleben, dass meine, durch gewissenhaftes Medizinstudium erworbene Diätetik Schaden stiftete, statt zu heilen. Noch größer war meine Enttäuschung, als mein nachfolgendes Studium der wissenschaftlichen Literatur über Ernährung keine Aufklärung brachte.

Ich befand mich nun in Bezug auf die Ernährungsfrage in einer Lage, in der die Entscheidung fallen musste, ob in mir das Werden des neuen Arztes sich vollziehen würde. Weitere gleichsinnige Beobachtungen an mir, an meinen Angehörigen und an Kranken steigerten mein Verlangen nach besserer Erkenntnis. Unter dem Druck dieses Verlangens wendete ich mich dem Studium der Physik, der Chemie, der physikalischen Chemie und der Energetik zu. Es bedurfte einiger Jahre unablässigen Suchens und Denkens, bis ich klar und deutlich erkannte, dass die Lösung der Rätsel durch die Anwendung des zweiten Hauptsatzes der Energielehre, dem bisher im Ernährungsproblem unbeachtet gebliebenen Naturgesetz, ermöglicht wurde.

Der zweite Hauptsatz lehrte mich eine Wertung der Nahrungsenergie nach ihrer Qualität, d.h. entsprechend ihrer Organisation, lehrte mich, dass dieser Organisationswert die entscheidende Eigenschaft der Nahrung ist, weil er ihr *Wirkungsvermögen* angibt. Das war ein völlig anderes Wertmaß als die Kalorienmenge. Es bestimmt, wie viel von der Kalorienmenge nutzbar ist. Schon Carnot, der Entdecker des zweiten Hauptsatzes, hatte gesagt: «Das Weltmeer enthält eine ungeheure Summe von Kalorien, die sind aber nicht nutzbar.»

Alle Energiearten haben Mengen- und *Ordnungs*maße. Das Ordnungsmaß der Wärmeenergie ist die Temperatur, das Ordnungsmaß der Elektrizität ist die Voltstärke oder das elektrische Potenzial (Wirkungsvermögen). Warum hat denn keiner der Forscher jemals daran gedacht, dass die Nahrung als Energie auch ein Ordnungsmaß, so etwas wie Temperatur oder Voltstärke haben muss, und dass dieses Etwas über das Wirken der Nahrung entscheidet? Selbstverständlich ist dieses Etwas bei der Nahrung ganz anders und komplizierter beschaffen als bei der Wärme und der Elektrizität, schon deshalb, weil es in der Nahrung aus Licht unter der Direktion des Lebensprinzips aufgebaut wird.

Es bleibt erstaunlich, dass man sich bisher begnügt hatte, dieses Wunder von für den Dienst am Leben organisierter Energie, das wir Nahrung nennen, nur als Kalorienmenge zu sehen, erstaunlich, dass eine solche Oberflächlichkeit jahrzehntelang die Medizin unbeanstandet beherrschen konnte. Solche Vorkommnisse könnten einen bescheiden und vorsichtig machen.

Mich aber zwang der zweite Hauptsatz unerbittlich, zu fragen: Welches ist das Wesen der Nahrungsenergie, welches ihre Organisation, welches ihr Wirkungsvermögen? Die Lösung dieser Fragen umfasst ein erhebliches Stück meiner Lebensarbeit. Mit einer eingehenden Darstellung meiner Ergebnisse würde ich die Geduld meiner Leser auf eine allzu harte Probe stellen. Wer sich dafür interessiert, lese meine bereits früher erwähnte Schrift «Vom Wesen und der Organisation der Nahrungsenergie und über die Anwendung des zweiten Hauptsatzes der Energielehre auf den Nährwert und die Nahrungswirkung». Hier kann ich über den Sachverhalt nur eine kurze Übersicht geben:

> Die Energieorganisation der Nahrung ist zweifacher Art: 1. energetisch und 2. biologisch.

Die *energetische* Organisation ist identisch mit derjenigen des Sonnenlichtes. Sie ist ein Abkömmling der höchstorganisierten Energie, die im Weltall vorhanden ist, nämlich der inneratomaren Energie. Diese Letztere wird im Innern der Sonne in strahlende Energie umgewandelt und verlässt die Sonnenoberfläche als Sonnenlicht.

Über diese Vorgänge belehren uns die Atombaulehre, die Atomphysik, die Vorgänge im Sonnenkern und die Wechselbeziehungen zwischen der Elektronenwolke der Atome und Moleküle und den Lichtstrahlen. Wir lernen dort, dass die Atome aus Protonen, Neutronen und Elektronen aufgebaut sind, dass diese Bausteinchen elektrische Einheitsladungen sind, dass im letzten Grunde alle Materie aus Schwingungen des Weltäthers besteht. Am Atom lässt sich ein Kern und ein darum herum kreisender Schwarm von Elektronen, eben die Elektronenwolke, erkennen. Der Atomkern ist aus Protonen und Neutronen und einem Teil der Elektronen zusammengesetzt. In der Elektronenwolke kreisen die freien

Elektronen in wohl abgemessenen, aber verschieden fernen Distanzen (Schalen) vom Kern mit ungeheuren Geschwindigkeiten um den Kern. Die Entfernungen der Elektronenbahnen vom Kern entsprechen verschiedenen Energieniveaus; die kernnächste Bahn entspricht dem kleinsten Energieniveau.

Über die Entstehung des Sonnenlichtes lehrt die Astrophysik Folgendes: Im Kern des Sonnengestirns herrscht ein ungeheurer Druck und eine Temperatur von 10 Millionen Grad Celsius. Dabei werden die Elektronen aus dem Atomverbande herausgesprengt, schwirren nun durch den mit Atomresten erfüllten Raum, werden wieder von Atomkernen eingefangen, wobei jedesmal ein Röntgenstrahl herausschießt. Indem der Röntgenstrahl wieder auf ein Atom trifft, schleudert er wiederum ein Elektron aus dem Verbande. Man muss sich dieses Geschehen in ungeheurer Multiplikation denken. Mit der Entfernung vom Sonnenkern bzw. der Annäherung an die Sonnenoberfläche nehmen Druck und Temperatur ab, und damit treten Änderungen in diesem Geschehen auf. Die Elektronen werden nicht mehr aus dem Verbande herausgesprengt, sondern nur in vom Atomkern entferntere Bahnen, d.h. in höhere Energieniveaus gehoben. Bald kommt indessen ein Anlass, bei welchem das Elektron aus seinem neuen Energieniveau, aus der kernfernen Schale wieder zurückspringt in die kernnächste Schale mit dem niedrigsten Energieniveau, wobei kein Röntgenstrahl, aber ein Lichtstrahl aus dem Atom herausschießt. Der Größe dieses Elektronensprunges entsprechen Wellenlänge und Schwingungsfrequenz des Lichtstrahls, und da es viele Unterschiede in der Sprunggröße gibt, entstehen dabei entsprechend verschiedene Lichtstrahlen, die unser Auge im sichtbaren Teil des Sonnenspektrums als verschiedene Farben wahrnimmt, vom tiefsten Rot bis zum purpurnen Violett. Die letzte Umwandlung der inneratomaren Energie in Lichtstrahlung vollzieht sich an der Sonnenoberfläche bei einer Temperatur von rund 6000 Grad Celsius.

Das Stücklein Lichtstrahl, das genau einem bestimmten Elektronensprung entstammt, nennt man ein Photon oder ein *Lichtquant*. Den Farben entsprechend unterscheiden sich die Lichtquanten durch Wellenlänge und Schwingungszahl voneinander. Wellenlänge und Schwingungszahl aber geben die Ordnung oder Organisation bzw. das Potenzial des Lichtquants an. Die Röntgenstrahlen haben eine höhere Ordnung als die Lichtstrahlen, also auch ein höheres Potenzial, ein stärkeres Wirkungsvermögen, so stark, dass sie das Leben zerstören. Hier wird klar, dass zwischen den Entstehungstemperaturen und den Quantenpotenzialen Beziehungen existieren. Die Röntgenstrahlen entstehen bei 10 Millionen Grad Celsius, die Sonnenlichtstrahlen bei 6000 Grad. Die Lichtstrahlen aber besitzen gerade jenes Wirkungsvermögen, dessen das Lebende bedarf.

Lichtquant und Elektronensprung sind gleiche Energiestärken, sind eigentlich identisch. Ein aufgefangenes Lichtquant wird zum neuen Energieniveau des Elektrons, der Rücksprung des Elektrons ins alte Niveau wird zum ausgestrahlten Lichtquant. Hat aber das Atom bzw. das Molekül Lichtquanten aufgenommen, sodass seine Elektronenwolke in kernferneren Bahnen kreist – ist es mit anderen Worten lichtgeladen –, so hat sich auch sein Zustand verändert. Es ist energiereicher. Es befindet sich in «angeregtem Zustand». Durch die Entdeckung dieser Vorgänge fanden die bekannten Erscheinungen der Absorption (Aufsaugung) und Emission (Aussendung) von Licht durch die Materie eine hinreichende Erklärung.

Die Stoffe bestehen aus Molekülen, die Moleküle aus Atomen, die Atome aus einem geordneten System von Weltätherschwingungen. Jeder Stoff hat seine besondere Ordnung und seine besondere Elektronenwolke, geeignet, eine ganz bestimmte Auswahl von Lichtquanten zu verschlucken und dadurch in den angeregten Zustand überzugehen und unter bestimmten Bedingungen das verschluckte Licht wieder auszustrahlen. Die Spektralanalyse gibt über diese Lichtbeziehungen der Stoffe Auskunft. Sie erkennt am ausgestrahlten Licht, am Spektrum, jeden einzelnen Stoff, jedes Element, jede Verbindung.

So sehen wir das Lichtquant einmal als Strahl, gleichsam als ein Spritzer, der sich im Weltäther fortbewegt, das andere Mal als Energieniveau gebannt in den Stoff, scheinbar erstarrt. Doch ist diese Starrheit eine Täuschung. In Wirklichkeit ist ja selbst der starre Stoff eine ungeheure Bewegtheit, ein geordnetes System von Weltätherschwingungen, nur im begrenzten Raum. Die Lichtquanten sind in dieses System eingetreten und haben darin eine scharf bemessene Änderung der Bewegtheit herbeigeführt. Daher sind Lichtquanten mit ihren Wellenlängen und Frequenzen, mit ihren Lichtpotenzialen, immer noch das Gleiche wie die Spritzer im Weltäther, auch wenn sie verschwinden, weil der Stoff sie verschluckt hat. Wir lernen zu begreifen: Es gibt lichtgeladene, angeregte Zustände der Stoffe, scheinbar erstarrtes Licht im Stoff, und zwar in allen Farben. Dieses Licht kann aber den Stoff wieder verlassen, es kann ausstrahlen oder andere Verwandlungen erleben.

Die Energiestärke des Sonnenlichtes entspricht den 6000 Grad Celsius der Sonnenoberfläche, verglichen mit den Energiestärken, über welche der Mensch verfügt, eine enorme Stärke. Was von ihr die Erdoberfläche erreicht, wird zu einem großen Teil Energiequelle alles Lebenden. 6000 Grad Celsius bedeuten eine sehr hohe Organisation der Wärmeenergie, genauso hoch aber ist die Energieorganisation des Sonnenlichtes. Bei gleich hoher Potenzialstärke aber hat das Licht ein anderes Wesen, einen anderen Charakter als die Wärme. Durch seinen Aufbau aus einer langen Stufenleiter von Quanten, die mit der Stufenleiter aller in der Materie möglichen Elektronensprünge harmonisiert und auserwählte Beziehungen zu den Elektronenwolken aller bekannten zweiundneunzig Elemente und aller möglichen chemischen Molekülverbindungen besitzt, hat das Licht eine unvergleichliche Nutzbarkeit im ganzen Reiche des physikalischen und chemischen Geschehens der Welt. Lichtstrahlen sind elektromagnetische Wellen; in ihnen vereint findet sich das Wesen des Magnetismus. Welche Wunder mit den um vieles gröberen Wellen der Radiosendestationen bewirkt werden können, weiß heute jedermann. Aber noch lange nicht genügend durchgedacht sind die um vieles größeren Wunder, welche mit dem Licht vollbracht werden, wenn das Leben sich seiner bedient.

Dieses Sonnenlicht ist nun die energetische Organisation, mit der das Leben jene Gebilde herstellt, die wir Nahrung nennen. Und hier beginnt nun das Unbeschreibliche, das Übermenschliche, das Geheimnisvollste im Werden des Lebendigen und der Nahrung: *die biologische Organisation*!

Der Organisator ist der Schöpfungsgenius – wie Buttersack sagt: «der metaphysische Ingenieur». Wenn wir die Vorgeschichte der Schöpfung als gegeben betrachten, so beginnt sein Wirken mit dem Keimen des Samenkorns im sonnenbestrahlten Erdboden. Rund zwanzig verschiedene Elemente, einige in Verbindungen, werden dem Boden und der Luft entnommen und in der wachsenden Pflanze unter Aufsaugung (Absorption) von Lichtquanten zu all den mannigfaltigen Stoffen und Gebilden der lebenden Substanz des Pflanzenkörpers aufgebaut. Planmäßig, zielbewusst und mit umfassendem Wissen und Können greift unser Ingenieur ein und verarbeitet sein «Material» mit quantitativ und qualitativ sicherer Auswahl. Er kennt die Elektronenwolke jedes Elementes und jeder Verbindung, weiß sie durch Ladung mit den geeigneten Lichtquanten so umzustimmen, dass Verbindungen wie Kohlensäure (CO_2) und Wasser (H_2O), auseinandergehen, darnach aber unter weiterer Aufnahme von Lichtquanten eine unermessliche Fülle Zusammensetzungen und wundersame Aufbauten neuer, energiereicher Gebilde entstehen, über deren Konstitutionen und Eigenschaften eine unerschöpfliche Wissenschaft, die organische Chemie, berichtet.

Lange habe ich über dieses Geschehen nachgedacht. Ich gelangte zu einem Ergebnis, das so neu und so einfach ist, dass ich all meinen Bekennermut aufbieten muss, um es zu sagen. Es lautet:

Alle diese organischen Stoffe und Gebilde, die Eiweißstoffe, Kohlenhydrate, Fettstoffe, Kolloide usw., die unser Ingenieur aus dem erwähnten Material aufbaut, um daraus lebende Pflanzen mit Früchten und Samen zu machen, sind kunstvoll und zweckmäßig zusammengesetzte Geflechte aus Lichtquanten, ausgewählt mittels der Elektronenwolken der verwendeten Elemente, sind Sonnenlichtakkumulatoren, organisiert für den Dienst am Leben. Gewiss sind die chemischen Konstitutionsformeln und die Molekulargewichte dieser Stoffe von hohem Werte, ihren Vollwert werden sie indessen erst dann gewinnen, wenn mit ihrer Hilfe ein Einblick in ihr Lichtquantengewebe möglich wird.

Die Lebewesen sind von diesem Standpunkt aus Lichtgebilde, und da unsere Nahrung aus den Organen der Lebewesen besteht, sind auch unsere Nahrungsmittel Lichtgebilde. Die nährende Energie aber besteht nicht aus Wärmeeinheiten, aus Kalorien, sondern aus Kompositionen von Lichtquanten. Licht ist der Triebstoff des Lebens, selbst auch für die Tierwelt und den Menschen, die ihn indirekt von der Pflanzenwelt beziehen.

Das Wort des großen Physikochemikers Wilhelm Ostwald: «Wir essen in den Pflanzen Sonnenenergie», trifft die Wahrheit.

Wenn das Ergebnis meines Nachdenkens richtig ist, so müssen die in der Nahrung gefangenen Lichtquanten beim Verbrauch in den tierischen Geweben frei werden und sogar als Lichtstrahlung wieder sichtbar werden. Diesen Nachweis hat Dr. George Crile in Cleveland, Ohio, erbracht, nachdem vorher schon Gurwitsch, ein russischer Forscher, an der lebenden Substanz Lichtstrahlung entdeckt hatte. *Crile* konnte zeigen,

> dass das tierische Protoplasma Lichtstrahlen von verschiedener Wellenlänge emittiert, einige ebenso kurz, daher ebenso machtvoll wie solche von der Sonne emittierten.
>
> Dasselbe Gesetz muss für lebendige Organismen gelten, d.h. es muss die aufgespeicherte Sonnenstrahlung aus ihrer Gefangenschaft in den Atomen frei werden. Die dabei emittierte

Strahlung liefert die Energie, welche lebende Wesen organisiert und betreibt.

Die Sonne «scheint» im Protoplasma von Tieren und Pflanzen.

«Nach Dr. Criles Ansicht», sagt der Berichterstatter des «Time», «zeigen die von ihm und einer Assistentengruppe ausgeführten Experimente, *dass die Energie des tierischen Organismus durch Wiederausstrahlung von Sonnenenergie, die mit der Pflanzenkost zugeführt wurde, geliefert wird.*»

Crile trat mit den Ergebnissen seiner Experimente erstmals am 25. November 1934 mit einem Vortrag vor ein wissenschaftliches Forum. Meine erste Veröffentlichung war 1904 erfolgt. 30 Jahre lang stand ich allein.

Mit der Bildung der Lichtakkumulatoren ist indessen die organisatorische Tätigkeit des «metaphysischen Ingenieurs» noch nicht zu Ende. Er will eine Organisation schaffen, die nicht nur die Betriebsenergie birgt, sondern auch deren richtigen Gebrauch durch die lebenden Zellen ermöglicht, die Entladungen der Akkumulatoren einleitet, je nach Bedarf hemmt oder beschleunigt, welche sowohl aus Energieträgern wie auch aus Zündapparätchen und Leistungsmaschinen, aus Regulatoren, Aktivatoren, Richtungsgebern usw. besteht. Daher baut er Eiweißstoffe, Fettstoffe, Kohlenhydrate, Mineralstoffverbindungen, Vitamine, Hormone, Enzyme, Wuchsstoffe usw., baut sie alle unter Verwendung der Lichtquanten. Das Wunderbarste dabei aber ist, dass er alle diese verschiedenen, für einen dereinstigen Lebensbetrieb vorgesehenen Systeme nach einem ihm wohlbekannten Gleichgewichtsplan in korrelativen Mengen entstehen lässt. Während die einen nach

Grammen, zählen andere nach Milligrammen und noch andere nach Bruchteilchen von Milligrammen. Aber diese Bruchteilchen sind für den Dienst des Ganzen ebenso unerlässlich, ebenso wichtig wie die millionenfach größeren Mengen der andern. Noch gar vieles wäre über dieses Wunder zu sagen.

Hinzu kommt nun noch, dass die Gesamtheit dieser verschiedenen Systeme und Stoffe in dem werdenden Pflanzenorgan auch räumlich zweck- und planmäßig gelagert, geordnet und verteilt werden, sodass das fertige Organ erst die Einheit und Ganzheit der biologischen Organisation, als Nahrung gesehen ein Nahrungsintegral, ist. So sind beim Getreidekorn die Energieträger im Mehlkern vorherrschend, die Leistungsmaschinchen und Wuchsstoffe im Keimling und die Mineralstoffverbindungen und Vitamine aber finden sich vowiegend unter der Fruchthaut usw.

Ich möchte ein solches Pflanzenorgan oder Nahrungsintegral mit einer wohlgegliederten Armee vergleichen, die aus allen Waffengattungen im richtigen Verhältnis zusammengesetzt ist, mit allen Waffen, Kampfmaschinen und voller Munition ausgerüstet. Nur eine solche Armee kann vollwertig kämpfen, nur ein solches Nahrungsintegral kann als Ganzes vollwertig nähren.

An dieser Stelle sei kurz auf die Wichtigkeit aufmerksam gemacht, welche der Bodenbeschaffenheit, der Düngung und der Sonnenscheindauer für die Vollwertigkeit, «Gesundheit», die Abwehrkraft gegen Schädlinge und so auch für den Nährwert der Bodenprodukte zukommt. Leider wird auch hier viel gesündigt und dem metaphysischen Ingenieur ins Handwerk gepfuscht, statt verständnisvoll mit ihm zusammenzuarbeiten.

Wir sehen: Die energetische Organisation gibt den Bodenprodukten, die der Tierwelt und dem Menschen als Nahrung dienen, die maximalen Potenzialstärken, entsprechend dem bei 6000 Grad Celsius entstehenden Sonnenlicht. Diese Stärken ermöglichen in den kleinen Laboratorien der ernährten Zellen Leistungen, wie unsere chemischen Laboratorien solche nur bei 3–5000 Grad Celsius zu vollbringen vermögen. Crile sah sich zur Erklärung dieser Leistungen zu der Annahme gezwungen, dass im Innern des Zellprotoplasmas «heiße Punkte» – er nennt sie «Sonnen» oder «Radiogene» – von 5000 bis 6000 Grad Celsius Temperatur vorhanden seien!

Die biologische Organisation aber gibt den gleichen Bodenprodukten oder Nahrungsmitteln die Eignung für den Dienst am Leben, d. h. das *Wirkungsvermögen als Nahrung*.

Gewiss wäre nun viel über die Wunderbauten all der genannten Nährstoffe zu sagen, über die unendlich vielen Variationen und Nuancen, Charakter- und Wirkungsverschiedenheiten; doch ist dies selbst für den physiologischen Chemiker ein noch unausgeschöpftes Gebiet, das zwar ahnen lässt, welche Fülle von Kunstwerken mit Lichtquanten erschaffen werden können, aber den Rahmen meiner Abhandlung überschreitet. Im Prinzip sind mit dem Gesagten Wesen und Organisation der Nahrung aufgedeckt, ist die Nahrungsfrage gelöst.

Zufolge der soeben erwähnten Organisationsverschiedenheiten hat jede Pflanzenart, jedes Pflanzenorgan, jede Art grünes Blatt oder Frucht ihre Besonderheit, deshalb auch ihr besonderes Wirkungsvermögen.

Jede Tierart hat ihr besonderes Bedürfnis hinsichtlich der Organisation ihrer Nahrung. Auch der Mensch hat sein

Bedürfnis nach einer spezifisch organisierten Nahrung, das heißt, sein Organismus verlangt eine seiner Natur entsprechende Zusammensetzung der Nahrung.

Die Pflanzen gedeihen am besten auf dem Boden, dessen Zusammensetzung ihr Bedürfnis voll befriedigt. Die Tiere werden durch ihren Nahrungsinstinkt zu der für sie geeigneten Nahrung geführt. Ihrem Nahrungsbedarf entspricht der Bau ihrer Fress- und Verdauungsorgane. Die Naturforscher haben sie nach instinktiver Nahrungswahl und Gebisskonstruktion eingeteilt in Herbivoren (Grasfresser), Frugivoren (Früchteesser), Omnivoren (Allesfresser) und Karnivoren (Fleischfresser). Alle ernsthaften und unvoreingenommenen Forscher erklären, dass der Mensch nach der Architektur seines Gebisses und dem Bau seiner Verdauungsorgane ein Früchteesser sei. Diese sichere und unwiderlegliche, wissenschaftliche Einordnung des Menschen wird nur abgeleugnet, nicht etwa widerlegt, von den Anhängern und Verehrern der Fleischkost, die allerdings in der zivilisierten Menschheit die große Majorität bilden. Das «Allzumenschliche» geht eben mit Wissenschaft und Wahrheit um, wie es ihm beliebt.

Klar ist, dass es auch für den menschlichen Organismus eine naturbestimmte Nahrungsorganisation gibt, die seinem Bedürfnis adäquat ist, dass er nur mit dieser Nahrungsorganisation optimale Gesundheit und Leistungsfähigkeit erzielen kann. Es ist daher dringend notwendig, dass Medizin und Arzt diese adäquate Organisation der menschlichen Nahrung kennen, denn jede Abweichung von derselben muss sich zu einem Verlust an Gesundheit und Leistungsfähigkeit auswachsen. Dieser Sachverhalt aber gibt der Tatsache, dass Gebiss und Verdauungsorgane des Menschen einen ausgesprochen frugivoren Bau haben, ein ganz außerordentliches Gewicht, eine für die menschliche Ernährung fundamentale Bedeutung. Die Richtigkeit dieser Tatsache kann auf die Probe gestellt werden. Nach ihr muss die Rückkehr zu einer prinzipiell frugivoren Nahrung dort einen Rückgewinn an Gesundheit und Leistungsfähigkeit bringen, wo durch relativ desorganisierte Nahrung Verluste an Gesundheit und Leistungsfähigkeit eingetreten waren. Diese Probe habe ich während mehr als vierzig Jahren an Tausenden von Kranken gemacht. Sie führte zu überraschenden Heilerfolgen.

Ich darf daher sagen: Der frugivore Nahrungsbereich liefert die dem menschlichen Organismus adäquate Nahrungsorganisation. Dies ist umso beachtenswerter, als die Nahrung dieses Bereiches die höchste energetische und biologische Organisation besitzt, die der Wissenschaft bekannt ist.

Die Organisation der Nahrungsenergie erhält ihren Höchstwert in den Pflanzen. Im Tierkörper wird Sonnenlicht nur in verschwindendem Betrage eingefangen, also Neuwert geschaffen. Dagegen findet im Tierkörper bei der Bildung der Zellen, Gewebe und Organe eine Umorganisation nach einem besonderen Gleichgewichtsplane statt. Es ist in dieser Beziehung recht lehrreich, zu sehen, wie die karnivoren Tiere ihr Organisationsbedürfnis zu befriedigen wissen. Ihr Verlangen gilt zuerst dem Blut ihrer Beute, dann den Eingeweiden mitsamt Inhalt, dann kommen Fett und Knochen und erst zuallerletzt das Muskelfleisch. Die Aufzucht junger Löwen gelingt nicht, wenn ihnen das frischeste Muskelfleisch mit Knochen verabreicht wird; sie gelingt nur mit lebenden, kleinen Tieren als Futter. Das Muskelfleisch kann also das Nahrungsbedürfnis des Raubtieres nicht befriedigen, noch viel weniger aber das Bedürfnis des Menschen. Je mehr Muskelfleisch in der menschlichen Nahrung vorhanden ist, desto größer wird die Disharmonie in ihrer Zusammensetzung.

Angenommen, dass die bis hierher entwickelte Einsicht in das Wesen und die Organisation der Nahrung jeder wissenschaftlich gerechtfertigten Kritik standhält, so führt sie uns zu zwei fundamentalen Ordnungsgesetzen über die Nahrung des Menschen:

1. Das Organisationsgesetz

Dem menschlichen Organismus ist vom Schöpfer ein Nahrungsbereich vom höchsten Organisationswert, daher vom höchsten energetischen und biologischen Wirkungsvermögen, bestimmt. Dieser Nahrungsbereich umfasst in geeigneter und schmackhafter Mischung alle im naturnahen Zustande essbaren Pflanzenorgane. Die einzige, doch nur scheinbare Ausnahme ist die Muttermilch für den menschlichen Säugling.

2. Das Gesetz vom harmonischen Gleichgewicht in der Zusammensetzung der zugeführten Nahrung

Der menschliche Organismus bedarf sämtlicher Nährfaktoren in einem abgestimmten, harmonischen Gleichgewicht, in aufeinander bezogenen Mengenverhältnissen oder Korrelationen. Dieses Gleichgewicht findet der Säugling teilweise in der Milch einer richtig ernährten Mutter, teilweise in abgemessenen Vorräten an bestimmten Nährfaktoren, die ihm, für eine bestimmte Zeit ausreichend, mit ins Leben gegeben werden. Nach der Säuglingsperiode führt ihm die dem Organisationsgesetz entsprechende Nahrung sämtliche Nährfaktoren im richtigen Gleichgewicht zu. Unter sämtlichen Nährfaktoren sind verstanden alle Hauptnährstoffe (Eiweiß, Fett und Kohlenhydrate), alle notwendigen Mineralstoffverbindungen, alle Vitamine und Nahrungshormone, alle Enzyme, Wuchsstoffe, Aktivatoren, irreversiblen und reversiblen Redoxsysteme und was immer die zukünftige Forschung als Nährfaktoren noch entdecken mag. Da die Muttermilch für die Zeit stärksten Wachstums und höchsten Baustoffbedarfes bestimmt ist, lehrt uns ihre Zusammensetzung, dass der menschliche Organismus auf eine Eiweißzufuhr in kleinen Mengen – wie schon Rubner sagte – in vegetabilischen Proportionen eingestellt ist.[1]

Als ich diese zwei Ordnungsgesetze der Nahrungswirkung erkannt hatte, sah ich ein, dass die ideale Nahrung des Menschen aus frischen Pflanzenorganen, Früchten, Nüssen, Stapelorganen, Samen, Knospen und grünen Blattgemüsen besteht. Diese Einsicht bedeutet aber eine Revolution auf dem Gebiete der Ernährung. Sie widerspricht in allen Richtungen der üblichen Ernährung der zivilisierten Nationen. Ja, man kann sogar, scheinbar mit viel Recht und gestützt auf üble Erfahrungen, einwenden, dass der derzeitige Mensch eine solche Nahrung schlecht vertrage. Man wird in der hoch entwickelten Kochkunst einen großen «Fortschritt» und gar mancherlei Vorteile sehen. Aber man wird nicht wissen und auch nicht wissen wollen, dass der zivilisierte Mensch gerade auch durch diese hoch entwickelte

---

[1] Muttermilch, Nahrung bei stärkstem Wachstum, enthält nur 7,3 % der Kalorien in Eiweiß.

Kochkunst und die weiteren Übertretungen der Ordnungsgesetze konstitutionell, am Gebiss und an den Verdauungsorganen so geschwächt und entartet ist, dass es besonderer Kenntnisse und Kunstgriffe bedarf, um ihn zur natürlichen Nahrungsordnung zurückzuführen. Bei geeignetem Vorgehen konnte ich in vieljähriger praktischer Erfahrung die Oberflächlichkeit aller dieser Einwände feststellen. Selbst für den kranken Organismus kann die hochorganisierte Gleichgewichtsnahrung verträglich gemacht werden, und dabei erwies es sich, dass sie die vorhandene Entartung durch Einleitung von Regenerationsprozessen zu beheben strebt und zugleich ein überraschendes Heilvermögen besitzt. Eine kurze Überlegung macht diese Wirkungen verständlich.

Die von der Natur geschaffene Organisation der Nahrung kann durch keine willkürlichen Einflüsse erhöht oder verstärkt werden; dagegen führt jede freiwillige oder willkürliche Zustandsänderung des Nahrungsmaterials zur Schwächung der Organisation, zur Minderung des Wirkungsvermögens, d. h. zur Desorganisation. Solche Zustandsänderungen erleidet die Nahrung bei und nach dem Eintritt des Todes, beim Lagern, Trocknen, Welken, durch Gärung und Fäulnis und – last but not least – durch die Hitze beim Sieden, Backen, Braten, Rösten, Sterilisieren.

Das harmonische Gleichgewicht sämtlicher Nährfaktoren, welches der dem Menschen zugewiesenen Pflanzenkost in ihrem naturnahen Zustande innewohnt, kann durch keine Willkür verbessert, wohl aber durch gar manche Handlungen zerstört werden. Solche Handlungen geschehen en masse und in völliger Ahnungslosigkeit der Folgen. Ich nenne: fehlerhafte Düngung des Bodens, das Schälen der Äpfel und Birnen mit Entfernung des Kernhauses; die Entfernung des

Keimlings und der Randzone der Getreidekörner zur Gewinnung von Weißmehl, Weißbrot und poliertem Reis; die Abspaltung des reinen Zuckers aus dem Gefüge der zuckerhaltigen Pflanzenorgane; die Zugabe großer Eiweißüberschüsse zur Tageskost durch Muskelfleisch, Drüsenorgane, Eier, Käse und große Kuhmilchmengen; die Zugabe überschüssiger Fettmengen; der Zusatz erheblicher Kochsalzmengen oder gar von Chemikalien (Salpeter, Borsäure, Benzoesäure, Salizylsäure usw.); das Blanchieren der Gemüse in der Küche.

Gleichgewichtsstörungen besonderer Art entstehen unter Mitwirkung des Nervensystems durch die Zugabe von Alkaloiden (Tee, Kaffee, Kakao), von alkoholischen Getränken und von narkotischen Stoffen.

Diese kurze Aufzählung genügt wohl schon, um den Denkfähigen zu überzeugen, dass die derzeitige Nahrung der zivilisierten Nationen in hohem Maße desorganisiert und desequilibriert ist, dass ihre Ernährung mit solcher Kost – wie McCollum sagt – einem Experiment auf der Skala von Nationen gleichkommt, dessen unheilvolle Wirkungen heute klar zutage treten. Diese *abgewertete* Nahrung ist die allgemeinste und ernsteste Ursache körperlicher und seelischer Erkrankung und konstitutioneller Entartung. Mit all den so warm empfohlenen Überschüssen an Eiweiß, Kohlenhydraten und Fett ist sie niemals imstande, die Organisations- und Gleichgewichtsbedürfnisse des Körpers zu befriedigen, denn sie ermangelt des Ebenmaßes an Potenzialen, Mineralstoffen und Vitaminen.

Doch bevor ich auf solche Folgen näher eingehe, ist zu erwähnen, dass der menschliche Organismus eine gewisse *Angleichungsfähigkeit* an die verminderten Nährwerte besitzt, welche jedoch individuell verschieden groß ist, da sie bei der Wirkung der Missernährung über Generationen hin in den Nachkommen schon angeboren geschwächt ist. Diese Angleichungsfähigkeit gibt dem Individuum eine Elastizitätsgrenze, innerhalb welcher die Gesundheit auch bei einem entsprechenden Maß von Übertretungen beständig bleibt. Jenseits dieser Grenze beginnt das Reich der Krankheit.

Infolge dieser Angleichungsfähigkeit scheint es, dass eine Nahrung noch gesundheitsbeständig ist, welche sich zusammensetzt aus: 1. einem wesentlichen Bestandteil von pflanzlicher Frischkost; 2. aus maßvoll hitzeveränderter, aber nicht desequilibrierter Pflanzenkost, wie konservativ zubereiteten Gemüsen, Vollgetreidespeisen, Vollkornbrot usw. und 3. einer recht maßvoll bemessenen Zugabe von Kuhmilch, Käse, Butter und noch sparsamerer Zugabe von Eiern. Fraglich bleibt, ob selbst eine Zukost von Tierfleisch jeder Art und Fisch, etwa alle Sonn- und Feiertage, wie unsere Vorfahren sie verwendeten, auf die Dauer schadlos bleibt. Was aber immer diesen Bereich überschreitet, führt auf die Dauer zu Störungen des inneren Gleichgewichtes, mit denen eine stetig zunehmende Minderung der Gesundheit verbunden ist. Jahre, Jahrzehnte, Generationen können vergehen, während welchen sich dieser Nieder- und Untergang schleichend und unerkannt vollzieht, aber früher oder später kommt der Bankrott der Gesundheit, im günstigsten Falle in Form chronischer Erkrankung, oft aber auch als konstitutionelle Degeneration oder als bösartiges, unheilbares Leiden.

Bei Tierexperimenten mit desorganisierten und desequilibrierten Nahrungen war diese Zwischenzeit des heimlichen

Niederganges bis zum Krankheitsausbruch gut zu beobachten. McCollum nannte sie die *Dämmerungszone* der Ernährungsunbeständigkeit (the twilight zone of nutritional instability). Doch in dieser Dämmerungszone leben nicht nur die Ratten, Mäuse, Meerschweinchen, Kaninchen, Tauben, Hühner, Schweine und Rinder der Ernährungsexperimente, *in dieser Dämmerungszone lebt heute die ganze zivilisierte Menschheit*! Dieser Tatbestand ist an sich so furchtbar, und die Remedur würde solch eingreifende und herkulische Maßnahmen erfordern, dass nicht nur der Mut zur Einsicht entschwindet, sondern auch jede Initiative der Sachkundigen gelähmt und erstickt wird.

Dass die zivilisierte Menschheit in der Dämmerungszone – ich nannte diese Zwischenzeit «trächtige Gesundheit» – lebt, ist zwar leicht zu erkennen, zu «diagnostizieren», da eine Fülle von Symptomen diesem Niedergangsprozess entspringt, von denen ich hier nur einige nenne. Solche Symptome sind: die Darmträgheit (Stuhlverstopfung), die Zahnkaries, Esssucht oder Appetitmangel, Verlangen nach Reiz- und Rauschmitteln, abnorme Ermüdbarkeit, mangelnde Initiative und Ausdauer, Müdigkeit statt Frische nach dem Schlaf, Minderung der Abwehrkräfte gegen Infektionen, daher Neigung zu Erkältungskrankheiten, Anginen, Katarrhen der Luftwege, Grippe; Hämorrhoiden, Krampfaderbildung, Kapillarschäden und Kreislaufstörungen, Funktions- und Harmoniestörungen im endokrinen Drüsensystem (Kropf), Migräne, Asthma, Heufieber, Hautausschläge nichtinfektiöser Natur wie Ekzeme und Psoriasis, Leberstörungen, Steinbildung (Gallen- und Nierensteine), Missmut, Verstimmung, Nervosität usw.

Die Darmträgheit führt zur Darmfäulnis mit Blutvergiftung (intestinale Toxämie), sodass der Darm zu einem Infektionsherd schwerster Art für den Gesamtorganismus wird.

Die Zahnkaries führt zur Wurzelbehandlung und Devitalisierung von Zähnen, welcher Behandlung in einem großen Prozentsatz die Bildung von Infektionsherden im Kieferknochen um die Wurzelspitzen folgt, und diese Herde werden Ursache der unheilvollen, heute so verbreiteten Herdinfektion des Körpers, der sogenannten Oralsepsis, auf deren Boden schwerste Krankheiten wachsen. Zu den gleichen Folgen führen die Eiterherde der Zahnlockerungskrankheit (Alveolarpyorrhoe, Paradentose), einer anderen Folge der Missernährung.

Weitere Infektionsherde, wie die Tonsillen-, Kiefer- und Stirnhöhleneiterungen, haben ihre Wurzeln sowohl in der Schädigung des Körpers durch Missernährung als auch in den Fernwirkungen des Darmherdes und der Zahnherde.

Auf dem Boden der Missernährung und der von ihr gesetzten sekundären Krankheitsursachen gedeiht nun, wie Blumen auf dem Mist, ein Heer von ernsten chronischen und auch unheilbaren Krankheiten des Menschengeschlechtes.

Die Missernährung für sich allein lässt nach Ablauf der Dämmerungszone eine fast endlose Zahl von Krankheiten und Konstitutionsschäden entstehen, die, aufzuzählen und zu beschreiben, Bände füllen würde. Durch die Desorganisation und die Desequilibrierung der Nahrung entstehen die Mangel- und die Überschusskrankheiten, die Avitaminosen, die Hypovitaminosen, die Stoffwechselkrankheiten, die Azidose, die Alkalose, die Kurzsichtigkeit, der graue und der grüne Star; Krankheiten des Knochensystems, des Gefäß- und des Nervensystems, der Haut, des Systems der Einsonderungsdrüsen; Schwachsinn, die Bereitschaft für Infektionskrankheiten infolge Schwächung der Abwehrkräfte des Organismus und viel anderes noch dazu, wie auch nervöse Reizbarkeit, Gemütsverstimmung, Missmut und Weltmüdigkeit. Schon dämmert auch die Einsicht, dass auch schwere Erkrankungen des Zentralnervensystems und selbst die sogenannten Geisteskrankheiten ihre Wurzeln ebenfalls in Nahrungswirkungen haben.

Vereinen sich dann die Wirkungen der obengenannten sekundären Krankheitsursachen, wie so oft, mit denjenigen der Missernährung, und kommen auf dem widerstandsschwachen Boden noch die Infektionen mit Mikroben hinzu, so wächst der Krankheitsschaden, wachsen auch die Krankheitsformen ins Unermessliche. Insbesondere entstehen dann auch die so verheerenden Rheumakrankheiten, die schleichende Sepsis, die Geschwürskrankheiten der Verdauungsorgane, die Leber- und Nierenkrankheiten, die Kolibazillose, die Nierenbeckenentzündung, die Gallenblasenentzündung, Herz- und Arterienkrankheiten, die Bluthochdruckkrankheit, die Arteriosklerose, leichtere bis schwere Schädigungen der Fortpflanzung (Fehlgeburten, Sterilität, Schwangerschaftsstörungen, erschwerte Geburten, lebensschwache und selbst schon kranke Neugeborene, Stillunfähigkeit, Wachstumsstörungen, Infantilismus usw.). Auch darf nicht unerwähnt bleiben, dass auch Intelligenz, Charakter und seelische Entwicklung bzw. Reifung des Ich-Bewusstseins in recht erheblichem Maße durch diese Grundursachen geschädigt werden.

Ich erlebte es, dass es einer ernsten und mühevollen Forschung, vielen Durchdenkens und Durchringens bedurfte, um diese Zusammenhänge und den ganzen Umfang der Sachverhalte zu erkennen und die ärztlichen Konsequenzen zu ziehen. Ich sah dabei immer deutlicher aus dieser Erkenntnis neue Wegweisung für die Heilbehandlung und die Krankheitsverhütung aufsteigen. Nicht nur solche Erkenntnis, auch solche Wegweisung hatte mir nach vollendetem Studium bei Antritt der Praxis total gefehlt. Ich muss heute dafürhalten, dass das Erringen beider eine der Hauptaufgaben des Werdens des neuen Arztes ist.

Weshalb? Weil die Summe von Krankheiten, Leiden und Konstitutionsverschlechterung, die ihren Ursprung dem genannten Ursachenkomplex verdankt, in der zivilisierten Menschheit weitaus die Vorherrschaft besitzt.

Die derzeitige Nahrung der zivilisierten Nationen, bestehend aus Tierfleisch, Weißbrot, Weißmehlspeisen, wenig Gemüse, viel Zucker, Konserven, alles dies hitzeverändert und mit viel Kochsalz, Reiz- und Rauschmitteln, viel zu wenig Rohobst und Rohgemüse, ist eine desorganisierte, teils entmineralisierte und entvitaminisierte, eine direkt widernatürliche Nahrung, daher die verbreitetste, ernsteste Krankheitsursache unserer Zeit, wie McCollum sagt, eine Nahrung, «von der noch kein Volk der Geschichte jemals zu leben versucht hat».

Das Umgekehrte darf ich aus reicher Erfahrung von der Nahrung sagen, welche sowohl dem Organisations- als auch dem Gleichgewichtsgesetz entspricht. In ihrer strengsten Form, als richtig gemischte und angepasst zubereitete pflanzliche Rohkost hat sie eine unermesslich weitreichende Heilkraft gezeigt. Sie ist die *Heilnahrung* par excellence. Ihr weicht jede Stuhlverstopfung, und gleichzeitig bekämpft sie meisterhaft die Darmfäulnis und deren Folge, die intestinale Toxämie. Den Kapillaren gibt sie die normale Dichte zurück, wodurch die so vielgestaltigen Krankheitsformen der Gewebe und Organe, die durch «seröse Entzündung» verursacht werden, ausheilen können. Sie stellt die chemischen, kolloiden, physiologischen Gleichgewichte wieder her, bekämpft sowohl Azidose wie Alkalose. Sie stärkt die gesunkenen elektrischen Potenziale der Zellen. Ihr weichen die Avitaminosen und Hypovitaminosen, die allergischen Krankheiten: Migräne, Asthma, Heufieber, Ekzeme, Urtikaria. Erstaunlich und noch zu wenig bekannt ist ihr heilsamer Einfluss auf das ganze System der Einsonderungsdrüsen. Sie regeneriert und stärkt die Abwehrkräfte des Körpers gegen Infektionen, wirkt daher im Infektionskranken (bei Grippe, Tuberkulose, Lungenentzündung, Typhus) als Heilkraft, im Gesunden als Schutzkraft. Sie verhütet Zahnkaries und Paradentose, schützt und fördert die Fortpflanzung in allen ihren Vorgängen. Wenn dereinst die biologische Lichtorganisation der Wild- und Heilkräuter und ihre Beziehung zum menschlichen Organismus von der Erkenntnis erfasst werden, wird die Aufzählung dieser Heilwirkung der pflanzlichen Organe noch einen besonderen Anhang erhalten.

Wo fehlerhafte Ernährung die Grundursache der Krankheit war, da wird diese Nahrung mit den höchsten Potenzialen, der vollkommensten Zusammensetzung und dem adäquaten Gleichgewicht für den menschlichen Organismus zur einzig geeigneten Arznei. In solcher «Diättherapie» wird zur Tat das Wort des großen griechischen Arztes Hippokrates:

> Eure Heilmittel sollen Nahrungsmittel und eure Nahrungsmittel sollen Heilmittel sein!

Doch nun Halt! Es war gewiss für Sie, meine verehrten Leser, ermüdend, so viel über Nahrung und Krankheit zu hören. Und doch war alles nur eine allzu kurze Übersicht, eine lückenhafte Aufzählung von Etiketten der Schubfächer, in denen erst das gesamte Wissen über die Nahrung und ihre Wirkungen lagert. Ob ich erreicht habe, was ich wollte, ob es mir gelang, Ihnen einen Begriff von dem ungeheuren Erkenntnisgebiet der Ernährung zu geben, das sich neu erschlossen hat und nun der Erfassung durch den Arzt und der Verwirklichung im praktischen Leben wartet? Ob ich verständlich zu machen wusste, dass – wie Katase sagt – erst die genaue Kenntnis der Nahrungswirkungen auf den menschlichen Organismus dem Arzte «die feste Basis für die prophylaktischen Maßnahmen und den Wegweiser für die therapeutischen Maßnahmen zu geben vermag»?

Das Eindringen in die Erkenntnis des Ernährungsgebietes ist *ein* Stück aus dem Werden des neuen Arztes, ein großes und wichtiges Teilstück. Soweit ich selbst in sie eindringen durfte, zeigte sie mir die Ernährungsfrage in einem total anderen Licht, als zuvor mein Medizinstudium sie mir gezeigt hatte. Es ging mir wie den Ernährungsforschern der neuen Ära: Ich erstaunte über die Oberflächlichkeit unseres Ernährungswissens wie McCollum, der da sagte:

> Noch im ersten Jahrzehnt des 20. Jahrhunderts hätte sich niemand bemüht, einen verständigen Plan aufzubauen, um zu entdecken, welches Etwas es in bestimmten Nährstoffen war, was sie ungenügend machte und Krankheiten herbeiführte, und was es in bestimmten Nahrungsmitteln war, was ihnen einen spezifisch therapeutischen Wert verlieh.

Nun aber wollen wir uns noch *dem anderen* zuwenden.

5. Ordnungstherapie

Mein Forschen auf dem Ernährungsgebiete hatte mich zu der Erkenntnis geführt, dass zwei fundamentale Ordnungsgesetze existieren, welche für die Wahl und die Zusammensetzung der menschlichen Nahrung Gültigkeit haben:

1. Das Organisationsgesetz der Nahrungsenergie.
2. Das Gesetz von der harmonischen Zusammensetzung oder von der Eukorrelation sämtlicher Nährfaktoren.

Die Beachtung dieser Gesetze schafft durch die Nahrung tagtäglich neue Gesundheit. Die Übertretung derselben führt unfehlbar zur Ungesundheit und zur Krankheit.

Sie hat als erste Folge die Übertretung natürlicher Ernährungsgesetze, welche für die quantitative Nahrungszufuhr, für die Verarbeitung der Nahrung im Munde, in den Verdauungsorganen und im Stoff- und Kraftwechsel gültig sind. Das erste dieser natürlichen Ernährungsgesetze, das dritte in der Reihenfolge unserer Ordnungsgesetze, betrifft die quantitative Nahrungszufuhr.

3. Ordnungsgesetz: Das Ökonomiegesetz der Ernährung.

Der menschliche Organismus hat einen bestimmten Nahrungsbedarf, der sich automatisch nach der Leistungsgröße bemisst. Hungergefühl und Appetit regeln die Zufuhr.

Wohlgeordnete Nahrung deckt den Bedarf mit der relativ kleinsten Nahrungsmenge, reizt in keiner Weise zur Mehrzufuhr, erfordert ein Minimum an Verdauungsarbeit, welche die Organe, leicht und sicher funktionierend, bewältigen können. Auch der Kraft- und Stoffwechsel vollzieht sich mit solcher hoch organisierter und equilibrierter Nahrung optimal bei geringster Belastung der vielen daran beteiligten Organe und Systeme (Leber, Bauchspeicheldrüse, endokrine Drüsen, sympathisches und zentrales Nervensystem und Blutkreislauf). Ihr maximales Wirkungsvermögen gibt den Zellen und Organen die Möglichkeit zu höchsten Leistungen bei kleinstem innerem Widerstand; daher ist diese Nahrung die natürliche Schonkost des Körpers und der Organe, d.h. sie ist *Schutz-* und *Heilnahrung* für jede Erkrankung, heiße sie, wie sie wolle. Unter ihrem dauernden Einfluss sieht man selbst angeborene Konstitutionsschwächen allmählich sich regenerieren.

Diese Erkenntnis vom Gesundheits- und Heilwert der Nahrung ist für die medizinische Wissenschaft etwas völlig Neues, womöglich noch weniger begriffen als die Zusammenhänge zwischen fehlerhafter Ernährung und Krankheit, welche die neue Ernährungsforschung der letzten drei Jahrzehnte Schlag auf Schlag entdeckte. In der eben vergangenen Epoche der Medizin war die Forschung nach den Krankheitsursachen hauptsächlich von der Bakteriologie beherrscht. Heute erst stehen wir vor den Toren einer neuen Epoche, in welcher sich die Aufmerksamkeit der Forscher den Wirkungen der belebten oder unbelebten Umwelt, sowohl der natürlichen wie der künstlich veränderten, zugewendet hat, in erster Linie dem Einfluss der Nahrung auf den menschlichen Organismus.

Für jede Krankheit, jede Ungesundheit die *eine* und die *gleiche* Heilnahrung, welche dem Gesamtorganismus und jedem einzelnen seiner Teile die höchste Vitalität und die höchste Kampfkraft bei maximaler Ökonomie verleiht, nur, soweit nötig, den besonderen individuellen Umständen angepasst – das ist ein Ergebnis, das von der bisherigen Diätetik nur schwer verdaut wird; denn ihr Streben, Suchen und Wünschen ging nach einer besonderen Diät für jede besondere Krankheit. Nicht die Lebenseinheit, den Körper, wollte sie nähren, sondern die Krankheit. Die Magerkeit durch Mast, die Fettsucht durch Nahrungsentzug, die Nierenkrankheit durch Kochsalzentzug usw. – wie oberflächlich und kurzsichtig wird dieser Standpunkt einer wissenden Zukunft erscheinen!

Was aber geschieht mit der Ökonomie der Nahrungszufuhr, wenn Desorganisation und Desequilibrium über die Nahrung kommen, wenn, wie heute allgemein, überschüssige Massen von hitzeveränderten Eiweißstoffen, Fetten und Kohlehydraten, aber ungenügende Mengen von Mineralstoffen und Vitaminen zugeführt werden? Ein undefinierbares Mangelgefühl beginnt sich geltend zu machen und treibt den Menschen zur Esssucht. Der Organismus darbt bei scheinbarem Überfluss; er befindet sich in der Lage eines Ausbeuters, der es mit einer goldarmen Gesteinsader zu tun hat. Er muss viel Material verarbeiten, um ein Körnchen Gold zu erhalten. Mit dem Vielessen kommt eine unheilvolle Belastung über die Verdauungs- und Stoffwechselorgane. Die Regulatoren werden überansprucht und kommen mit der Zeit zu Schaden. Kein Vielessen vermag indessen den Ausgleich bringen: das Gleichgewicht herzustellen. Im Verhältnis des «Zuwenig» zum «Zuviel» besteht der Mangel weiter, treibt zu allen möglichen Ersatzversuchen, zur Steigerung der Kochsalzzufuhr, zu starken Gewürzen, zu Reiz- und Rauschmitteln. So wächst nun die verderbenbringende Beschaffenheit der Zufuhr stetig an, die Dämmerungszone wird durchlaufen, die Katastrophe kommt.

In der gleichen Zeit, wo die Unordnungsnahrung den Menschen zur Übertretung des Ökonomiegesetzes treibt, versinkt er auch unvermerkt in die Übertretung eines weiteren Ernährungsgesetzes, des:

4. Ordnungsgesetzes: Über den Gebrauch des Mundes.

Der Mund mit Gebiss, Speicheldrüsen und Geschmacksorgan soll die Nahrung für die Verdauung vorbereiten, sie fein zerkleinern, mit den Fermenten des Speichels vermischen und durch die Geschmacksknospen von den Geheimnissen ihrer Zusammensetzung Kenntnis nehmen. Alle diese drei Funktionen des Mundes sind von hoher Wichtigkeit. Das gründliche Durchschmecken insbesondere wirkt durch einen Reflex über das Zentralnervensystem auf die Saftabsonderung der Magendrüsen. Gar viel hängt von der Vollarbeit des Mundes ab.

Verschiedene Ursachen mindern nun bis zu hohem Grade die Mundarbeit. Die Küche stellt weichgekochte Speisen her. Der Vielesser will sich große Mengen zuführen. Er glaubt, sich Gutes zu tun mit möglichst konzentrierten, nährstoffreichen Speisen. Die Essenszeit ist kurz bemessen. Hinzu kommt, dass die Unordnungsnahrung während der Dämmerungszone der «trächtigen Gesundheit» langsam das Gebiss zerstört und dadurch sowohl die Kaulust wie auch das Kauvermögen herabsetzt. Der Mensch beginnt hastig zu essen, verschlingt ungenügend zerkaute, eingespeichelte und durchschmeckte Bissen. Solche Essart wird zur Gewohnheit, die höchstens ein willensstarker und einsichtiger Mensch, wenn ihn Leidensnot und Arzt dazu anleiten, überwindet.

Auch die so allgemeine Übertretung dieses Ordnungsgesetzes unterminiert heute die Gesundheit der zivilisierten Nationen.

Schließlich führen alle diese Ernährungsfehler zusammen auch noch zur Übertretung eines dritten Ernährungsgesetzes, des fünften Ordnungsgesetzes unserer Reihe, nämlich:

5. des Ordnungsgesetzes der Mahlzeitenzahl.

Der Ernährungsablauf des Organismus ist so geordnet, dass *eine* Mahlzeit in 24 Stunden notwendig ist. Die Verdauungs- und Stoffwechselarbeit vollzieht sich dabei in Vollkommenheit, und jedes beteiligte Organ findet die nötige Zeit zur Erholung. Der eigenartige, anormale Reizzustand, in dem sich der ungeordnet ernährte Mensch unserer Zeit befindet, treibt ihn indessen zu häufigen Mahlzeiten, bis zu fünfmaliger Zufuhr und selbst noch zum Zwischenhineinessen und Trinken. Eine unterbewusste Furcht vor der «Unterernährung» beherrscht heute die Medizin und die ganze Menschheit.

Dass ein solches Verhalten den Ablauf der Verdauungsarbeit empfindlich stört, liegt auf der Hand. Sinkt dabei mit der Zeit die Arbeitskraft der Verdauungsorgane, sei es, dass sie erkranken, oder dass Appetitlosigkeit eintritt, so hält man erst recht die häufigen kleinen Mahlzeiten für notwendig, besonders dann, wenn bei dem Viel- und Häufigessen auch noch das Körpergewicht abnimmt. Wird sich das todmüde Pferd erholen, wenn man es nie ausruhen lässt, sondern alle Augenblicke wieder zu kleinen Fahrten einspannt?

Die Gesundheitsschädlichkeit solchen Tuns wurde mir immer deutlicher bewusst, je mehr es mir gelang, Appetitlose und Kranke auf eine Hauptmahlzeit und zwei frugale Nebenmahlzeiten zurückzuführen, dabei das Wiedererwachen des Appetites und das Gesunden zu beobachten.

Die Kenntnis dieser fünf Ordnungsgesetze ermöglicht nun die Ermessung der Ernährungsunordnungen im Leben des Kranken, welche als eine Grundursache an der Entstehung der Ungesundheit und der schließlichen Erkrankung mitgewirkt haben, also eine Feststellung, die der üblichen Diagnose ein neues, höchst wichtiges Stück beifügt. Diese Teildiagnose zeichnet sich vor den meisten anderen Teilen dadurch aus, dass von ihr eine Brücke direkt zur Therapie hinüberführt. Sie sagt uns, selbst für den Einzelfall, klipp und klar, worin eine folgerichtige Ernährungstherapie bestehen muss: in der Behebung aller Unordnungen, in der Rückkehr ins natürliche Reich der Ernährungsordnung. Heilnahrung kann nur eine hoch organisierte Nahrung von harmonischem Gleichgewicht in der Zusammensetzung und von schmackhafter Zubereitung sein. Unter Heilernährung aber verstehe ich die ökonomische Zufuhr solcher Nahrung unter gründlichem Zerkauen, Einspeicheln und Durchschmecken in einer Hauptmahlzeit und zwei frugalen Nebenmahlzeiten während 24 Stunden.

Dass oft beim Übergang von der fehlerhaften zur heilenden Ernährung Fasttage angezeigt sein können, sei hier nur nebenbei bemerkt. Auch die eigentlichen Fastenkuren verdienen die Aufmerksamkeit und eingehende Würdigung des Arztes.

In der Ernährung unseres Körpersystems spielen endlich auch noch zwei unbelebte Elemente eine wichtige Rolle: die *Luft* und das *Wasser*.

In der rhythmischen Folge der Einatmungen gelangt die Luft in das Körperinnere, in die Lungen, beliefert durch die dünnen Wände der Lungenbläschen und Blutkapillaren das strömende Blut mit dem für den Energieverbrauch – die sogenannte «Verbrennung» der Nährstoffe – notwendigen Sauerstoff. In der rhythmischen Folge der Ausatmungen wird der sauerstoffarme Luftrest, aufgefüllt mit der vom Blute ausgeschiedenen Kohlensäure, wieder ausgestoßen und der umgebenden Luftmasse zugefügt. Beim Atmen in geschlossenen Räumen (Wohn-, Schlaf-, Schulzimmern, Gaststätten, Gesellschaftssälen, Werkstätten, Büros usw.) verarmt allmählich, wo viele Menschen beisammen sind, recht schnell, die Luft an Sauerstoff und reichert sich an Kohlensäure an: Die Luft wird schlecht. Man hat es den Menschen millionenmal gesagt, dass schlechte Luft ungesund ist. Mit gar wenig Erfolg. Die große Masse der Zivilisierten hat Angst vor der frischen Luft, vor dem Luftzug. Selbst wo die Mediziner zusammenkommen, in den Hörsälen, in den Krankenzimmern, herrscht meist schlechte Luft. Diese Menschheit ist mit Rheumatismus geladen. Sie explodiert an der frischen Luft! Daher fügt sie der schlechten Nahrung auch noch die schlechte Luft hinzu. Der Untergang des Abendlandes! Arme Lungen! Armes Blut!

Doch dies ist nicht alles. Armseliges Blut, mancherlei Gifte und Bewegungsmangel wirken auf das Zentralnervensystem und auf die Seele. Die Atembewegungen werden flacher, eine dauernde Depression liegt über dem menschlichen Wesen. Daraus folgt das, was Nietzsche mit den folgenden Worten beschreibt:

> Wer zum Beispiel Tag für Tag um einen noch so unbedeutenden Grad zu schwach atmet und zu wenig Luft in die Lunge

> nimmt, sodass sie als Ganzes nicht hinreichend angestrengt und geübt wird, trägt endlich ein chronisches Lungenleiden davon: In einem solchen Falle kann die Heilung auf keinem anderen Wege erfolgen, als dass wiederum zahllose kleine Übungen des Gegenteils vorgenommen und unvermerkt andere Gewohnheiten gepflegt werden, zum Beispiel, wenn man sich zur Regel macht, alle Viertelstunden des Tages einmal stark und tief aufzuatmen (womöglich platt am Boden liegend; eine Uhr, welche die Viertelstunden schlägt, muss dabei zur Lebensgefährtin gewählt werden). *Langsam* und kleinlich sind alle diese Kuren; auch wer seine Seele heilen will, soll über die Veränderung der kleinsten Gewohnheiten nachdenken.

In der Tat, an flachen Brustkörben fehlt es heute nicht, auch nicht an Lungenleiden. Aber schließlich handelt es sich bei schlechtem Atem und schlechter Luft nicht nur um die Lungen, sondern um die Gesundheit des ganzen Körpers und auch noch um die Gesundheit der Seele. Wie viel wird da gefehlt, wie oft gesündigt! Und dies schon beim Kinde! Arbeit für den neuen Arzt!

Wasser ist das unentbehrliche Lösungsmittel für die inneren Lebensprozesse. Des Wassers bedarf der Körper auch zur Reinigung und zur Wärmeregulation. Durch das Durstgefühl zeigt er an, dass er neuer Zufuhr von Wasser bedarf. Jedes Nahrungsmittel enthält Wasser. Durch seine Verbrennung in den Geweben entsteht eine weitere Wassermenge. Eine hoch organisierte, equilibrierte Nahrung deckt durch ihren Wassergehalt und durch die Wasserproduktion bei ihrer Verbrennung, wenn zur Wärmeregulation keine Schweißbildung nötig ist, den Wasserbedarf, sodass kein Durstgefühl entsteht. Fleischkost fordert eine Extrazugabe von Wasser, ebenso eine Kost mit reichlichem Kochsalzzusatz. Solche Kost erzeugt Durst. Welches auch immer die Umstände sind, unter denen Durstgefühl auftritt, zur Stillung ist frisches Wasser notwendig, gesundes, frisches Wasser und nichts anderes. Einige bedeutende Hygieniker sind der Ansicht, dass der Mensch regelmäßig einige Glas Wasser je Tag trinken solle, ob er Durst hat oder nicht.

Womit aber stillt die Masse der zivilisierten Menschen den Durst? Und wie viel Unheil richtet sie auch damit an!

Mit diesen Darlegungen dürfte nun zur Genüge gezeigt sein, wie der neue Arzt das Gebiet der Ernährung zu durchwandern und zu erobern hat, wie er sich über die Wirkungen der Nahrung auf den menschlichen Organismus Erkenntnis verschaffen, die Folgen der Unordnungen wissen und durch die Erkenntnis der Ernährungsgesetze zu einer wirksamen Diättherapie gelangen muss. Die Ordnung der Ernährung wird so zu einem fundamentalen Teil der Heilbehandlung überhaupt.[2]

Nun muss ich es aber mit allem Nachdruck sagen: *Zur Ordnungstherapie gehört noch eine Reihe von Heilmaßnahmen auf Gebieten außerhalb der Ernährung.* Weil ich die Ernährungsfrage ernst nahm, liebten es gewisse Gegner, mich der Einseitigkeit zu beschuldigen und von mir zu

---

[2] Auch hier sucht man die «angeblich kürzeren Wege». Man glaubt, dass es «wissenschaftlich» sei, den Kranken in seinen geliebten Ernährungsgewohnheiten nicht zu stören, ihm nur, symptomatisch, ein Mineral- oder Vitaminpräparat zu verabreichen. Es fehlt aber niemals nur an dem einen Nährfaktor, sondern stets an vielen Faktoren, am Gesamtgleichgewicht und an der Organisation. Eine wissenschaftliche Tat ist nur die Gesamtkorrektion der Ernährung. Das andere ist müheloser.

reden, als ob ich überhaupt nur die Ernährung, nur die Rohkost sähe. Die so reden, kennen mich und meine Schriften nicht. Hören Sie gut, meine verehrten Leser, was ich nun sagen werde.

Es gibt noch andere Ordnungsgesetze des Lebens und der Gesundheit, die ebenso häufig und ebenso ahnungslos übertreten werden wie die Ernährungsgesetze. Auch ihre Übertretungen untergraben die Gesundheit. Um gesund zu bleiben, oder, wenn krank, um wieder gesund zu werden, müssen auch diese Übertretungen erkannt und ausgerottet werden. Erst die Rückkehr ins Reich der Ordnungen auf allen Gebieten nenne ich Ordnungstherapie.

Wenn ich genötigt bin, die nächstliegenden Ordnungsgesetze und die Folgen ihrer Übertretung noch kürzer zu behandeln als diejenigen des Ernährungsgebietes, so heißt dies nicht, dass sie weniger wichtig bzw. weniger unheilvoll seien als die andern. Es wäre hier gar nicht möglich, diese Probleme ausführlich zu behandeln, da ich zu viel Einzelwissenschaften herbeiziehen müsste. Sodann sind die Zusammenhänge mit der Krankheit wissenschaftlich und experimentell nicht so genau durchforscht wie bei der Ernährung, da sich ihrer Erforschung fast unüberwindliche Hindernisse in den Weg stellen. Insbesondere sind sie im Leben niemals einzeln, sondern stets im Verband mit anderen Übertretungen am Werke, sodass es nicht gelingt, ihre Effekte scharf von den anderen abzugrenzen. Dies darf ihre Bedeutung nicht herabmindern. Für den denkenden Menschen dürfte, was ich sagen werde, genügen.

Die nächsten fünf Ordnungsgesetze des Lebens betreffen *die Beziehungen des menschlichen Organismus zur unbelebten Umwelt*. Den fünf Ernährungsgesetzen folgt als

6. Ordnungsgesetz: Die Erhaltung der Temperaturkonstanz bei überschüssiger Wärmeproduktion im Körper und wechselnder Umwelttemperatur. Überschüssig gebildete Wärme muss an die Umwelt abgestoßen werden; zu große Wärmezufuhr von außen oder zu großer Wärmeentzug durch die Umwelt müssen vom Körper durch regulatorische Gegenwehr unschädlich gemacht werden.

Der Körper ist für diese Wärmeregulation in vollkommener Weise ausgerüstet. In wohlgeordnetem Zusammenspiel beteiligen sich dabei die verschiedensten Systeme des Organismus, das Nervensystem, das Blutkreislaufsystem, Drüsensysteme, Muskulatur, Verdauungsorgane und schließlich auch das Bewusstsein durch Wahrnehmung und Willenshandlungen. Das ganze Geschehen aber ist auf das innigste mit dem Leben und den Funktionen des Hautorgans verknüpft, an dessen Oberfläche die Innen- und Außenwelt aufeinanderstoßen.

Die Leistungsfähigkeit der Wärmeregulation hängt von der Funktionsfähigkeit jedes mitwirkenden Systems ab; dann aber – und dies in sehr hohem Maße – von der Übung, vom Training durch alltägliche gewohnheitsmäßige und eventuell auch verstärkte Beanspruchung. Da die Beanspruchung stets über das Hautorgan geht, geht es diesem Organ wie allen anderen Organen: Bei normaler Beanspruchung, die je nach Klima und Jahreszeit stark wechselt, ist es vollwertig, von hoher Leistungsfähigkeit und gesund; bei ungenügender Beanspruchung und mangelndem Training dagegen verkümmert es. Die Haut wird blass, welk, fröstelig, trocken oder schweißig, überempfindlich. Kalte Füße, heißer Kopf können dieses halbe Sterben der Haut begleiten.

Entsprechend diesem Zustand der Haut leidet auch die Wärmeregulation und damit der Gesamtorganismus. An jedem beteiligten System macht sich der Ausfall an Übung geltend. Der Blutkreislauf, die Widerstandsfähigkeit gegen die sogenannten Unbilden der Witterung, die entgiftende Funktion und die hormonale Tätigkeit der Haut erleiden zum Schaden des Ganzen Einbuße. Die Rede von «Hautherzen» und von der Wechselbeziehung zwischen Haut und Nieren ist nicht grundlos. Auch mit der Abwehr von Mikrobenangriffen und mit der Bekämpfung von Infektionskrankheiten hat die Hautfunktion zu tun; je schlechter die Haut, umso seltener der Sieg.

Nun wird man verstehen: Der zivilisierte Mensch entzieht seinem Körper, seiner Haut, die ihm und ihr von der Natur zugewiesene Funktion, somit auch das so gesundheitsnötige Training der Wärmeregulation durch Kleidung, andere Umhüllungen und durch die Heizung der Wohnräume. Je mehr das Hautleben erstickt, umso dichter wird die Kleidung. Jener schwerkranke Arzt trug, als ich die vielen Bettdecken aufhob, um ihn zu untersuchen, fünffache Wollkleidung auf dem Leibe – trotz Sommerzeit.

Zugegeben, dass Kleidung, abgesehen von aller Prüderie, in unserem Klima eine Notwendigkeit, dass die Bewegung der Nacktkultur eine Übertreibung ins Gegenteil ist – wie aber der zivilisierte Mensch heute mit seiner Haut umgeht, ist gar oft, namentlich auch bei Kranken, eine folgenschwere Verletzung unseres Lebensgesetzes, eine Unordnung, die zur Krankheitsursache wird.

Als ich diesen Sachverhalt erkannt hatte, wurde mir bewusst, dass die Wiederherstellung natürlicher Beziehungen zur Umwelttemperatur durch Training der Hautfunktion und der Wärmeregulation eine Heilmaßnahme erster Ordnung ist. Ich begann nachzuforschen, wie diese krankheitsverhütende und heilsame Maßnahme praktisch verwirklicht werden kann, und fand in der Geschichte der Medizin und der Gesundheitsbewegungen reichen Aufschluss und wertvolle Erfahrung.

Seit grauer Vorzeit waren Hautreize als Heilmittel angewendet worden. Durch «Ableitung» auf die Haut mit Schröpfen, Senfpflaster, points de feu und anderen Noxen (Baunscheidtismus) bekämpfte man innere Entzündungen. Das Baden in Heilquellen, in Schwefel-, Stahl-, Sole- und Jodbädern, heute auch in radiumhaltigen Bädern, spielt in der Heilkunde eine große Rolle. Die Russen, Türken und Finnen baden im Dampf, die Japaner in sehr heißen Wasserbädern, anderswo macht man Sand-Schwitzbäder, Bäder in vulkanischem Schlamm, Kräuterbäder. Auch Waschungen mit Essig, Alkohol und aromatischen Essenzen werden angewendet. Alle diese Hautreize können Dienste leisten. Einige unter ihnen steigern aber den Hautreiz, der im Innern Heilprozesse wecken soll, bis zur Zerstörung der betroffenen Hautteile. Was sie aber alle nicht erzielen, das ist die Steigerung des Hautlebens, die Stärkung des Organs und der mit ihm gekoppelten Systeme der Wärmeregulation durch Zurückgabe des verlorenen, natürlichen Trainings. Die ihr von der Natur bestimmten Reize empfängt die Haut durch die umgebende Luft, durch Regen und Schnee, durch das Wasser der Flüsse, Seen und des Meeres, durch das Sonnenlicht und den Druck der Berührungen. Von den zwei Letzteren soll später gesprochen werden.

Die Luft wirkt durch ihre Temperatur, durch ihr Wärmeleitungsvermögen, durch ihren Druck, durch ihre Beweglichkeit und durch ihr wechselndes Vermögen, Wasser aufzunehmen. Sie leitet die Wärme zwanzigmal schwächer als Wasser. Regen, Schnee, Fluss-, See- und Meerwasser wirken durch ihre Temperatur, ihr Wärmeleitungsvermögen, ihren Druck und ihre Bewegtheit.

Diese zwei Wesenheiten der unbelebten Umwelt sind nun die natürlichen Mittel, das Hautorgan und die Systeme der Wärmeregulation durch sinngemäße Arbeit zu üben, um sie zum Wohle des Ganzen wieder funktionstüchtig und leistungsfähig zu machen. Notwendig ist allerdings die Erkenntnis, dass das Anstreben dieses Zieles eine *hochwichtige Heiltat* ist. Zu dieser Erkenntnis gelangt der Arzt indessen nicht durch physiologisches Wissen allein. Wissen ist noch nicht Erkenntnis. Zum Werden gehört auch Erleben. Ohne durch eigenes Erleben gewonnene Erkenntnis wird kein Arzt die Bedeutung dieser Heiltat ermessen, noch wird er imstande sein, kranke Menschen dafür zu gewinnen, anzuleiten und mit geeigneten Verordnungen zum Ziele zu führen.[3]

---

[3] Die durch jahrelange Abschließung und Verzärtelung verkümmerte Haut des Kranken soll nun wieder an die Berührungsreize der kühlen und bewegten Luft und sogar des kalten Wassers herangebracht, auch an ein Weniger an Kleidung gewöhnt werden. Welche Summe von scheinbar so berechtigter und von jedermann geteilter Angst tritt dieser Tat entgegen; Angst, die nicht nur im Kranken, sondern in seiner ganzen Umgebung wirkt. Erkältung! – ein Begriff, der etwa so wirksam ist, wie der Ruf «Feuer» in einem Kino. Wo Wissen, Erkenntnis und Erfahrung am eigenen Leibe fehlen, da herrscht diese Angst, auch beim Arzt und beim Herrn Professor, der medizinischen Autorität. Wie könnte da Abhilfe verwirklicht werden? Eine 75-jährige Patientin, die im Ausland seit

Erkenntnisse kommen wie das Licht in die Finsternis. Sie haben ihre Morgenröte und ihren hellsten Mittag. Einige werden mir zustimmen, dass die Schule durchschnittlich auf Wissen und nicht auf Erkenntnis eingestellt ist. Mancher Gelehrter weiß wohl von einer Sache, aber er erkannte sie nicht. Weil er aber davon weiß, urteilt er darüber. Sind aber Affekte im Spiel, so formt er ein Vorurteil.

Solches geschah in der Frage der Heilbehandlung mit Luftleben und Wasseranwendungen. Als junger Arzt stieß ich auf eine gänzlich verfahrene Sachlage. Es gab wohl Luft- und Wasserbehandlung, aber nicht in der «wissenschaftlichen» Medizin, nicht in der Schule des Medizinstudenten, sondern abseits davon, von den Doktoren und Professoren abgelehnt, missachtet und verpönt. Sie fristete ihr Dasein außerhalb der Wissenschaft, in den Händen von Laien und wenigen Außenseiter-Ärzten.

In der ersten Hälfte des 19. Jahrhunderts hatte der Bauer Vincenz Prießnitz in Gräfenberg seiner «Wasserkur» Weltbeachtung verschafft. Eine kleine Zahl Ärzte lernte bei ihm, unter ihnen Wilhelm Winternitz aus Wien, welcher sich mit Erfolg bemühte, die Heilwirkungen der verschiedensten Wasseranwendungen auf den menschlichen Organismus wissenschaftlich zu erforschen. Er wurde zum a. o. Professor der Medizin ernannt, gründete die Wasserheilanstalt Kaltenleutgeben bei Wien und eine hydriatische Poliklinik in der Mariannengasse. Viele wissenschaftliche Forschungen über

---

fünf Wochen im Spital liegt, schreibt mir: «Auf welchen Irrwegen diese Kliniker sind, sagt Folgendes: In fünf Wochen bekam ich nicht ein Bad, berührte meine Haut kein Wasser, sodass sie ganz runzelig und trocken ist.»

die Wirkungen der Hydrotherapie sind von ihm veröffentlicht worden, so über die Beeinflussung der Wärmeregulation, des Kreislaufes, der Blutzusammensetzung, der Verdauungsorgane, des Fiebers, der Infektionskrankheiten, der Nervenkrankheiten, der Lungenkrankheiten, der Konstitution und der Widerstandskraft gegen Infekte, endokriner Störungen wie der Basedowschen Krankheit. Durch ihn entstand in Wien eine Ärzteschule für Hydrotherapie, an der auch ich im Jahre 1897 lernte. Wohl war damit die Hydrotherapie einigermaßen «hoffähig» geworden, aber dies reichte bei Weitem nicht hin, um sie zum Gemeingut der Medizin und der Ärzte zu machen. Ein zäher Widerstand und eine psychologisch begründete Unbelehrbarkeit traten ihr seitens der offiziellen Medizin entgegen. Bei Anlass seines 40-jährigen Doktorjubiläums fand sich Winternitz zu dem Ausspruch veranlasst: «Immer, wenn sich die Schule der Hydrotherapie annahm, hat sie sie verdorben.» Noch heute kennt der obligatorische Studienplan des Mediziners den Unterricht in der Hydrotherapie nicht.

In der zweiten Hälfte des 19. Jahrhunderts erlebte die Wasserheilkunde einen neuen Aufschwung durch den katholischen Priester Sebastian Kneipp. Der 27-jährige Lungenkranke heilte sich durch selbstgewählte Kaltwasserkur. Daraufhin entwickelte er mit genialer Einfachheit und Zielsicherheit eine Methodik der Heilbehandlung im Gesamtbereich der körperlichen Krankheiten, welche zwar nicht als alleiniges Heilmittel, aber in meisterhafter Weise den Lebenszweck des Hautorgans und des wärmeregulatorischen Apparates zu benutzen, zu üben und zu trainieren weiß.

Während der gleichen Zeit wirkte in Veldes in der Krain der aus Wangen an der Aare im Kanton Bern stammende

Arnold Rikli, der sein Heilverfahren ebenfalls aus eigenem Erlebnis heraus entwickelt hatte. Auch er bediente sich des Wassers als Heilmittel im Sinne Prießnitzens, aber über das Wasser stellte er die *Luftlichtkur*, d. h. das Luftbaden und das Sonnenbaden. Am frühen Morgen wanderten seine Patienten im Luftbadekleid, die Männer auf den Männerhügel, die Frauen auf den andern. Während einiger Stunden wurde so die nackte Haut der bewegten Luft und dem milden Morgenlicht ausgesetzt. Am späten Vormittag und noch einmal am Nachmittag wurde mit allmählich steigender Dauer ein Sonnenbad mit nachfolgender Wasserkühlung genommen. Hier lebte das Gymnasion der alten Griechen und das Solarium der Römer wieder auf. Ich sah manchen tüchtigen Mann im höheren Alter, der vor Zeiten durch die Riklikur seine Gesundheit wiedergefunden hatte und mit warmer Dankbarkeit an diesen Mann zurückdachte.

Der erste Arzt, der die Luftlichtbehandlung Riklis verstand und bei seinen Kranken verwirklichte, war Dr. Heinrich Lahmann auf dem Weißen Hirsch bei Dresden. Als ich ihn im Jahre 1897 besuchte, erzählte er mir von seiner gerichtlichen Verurteilung zu 1 Mark Buße, weil ein Mädchen einen Sonnenbrand bekommen hatte. Ein hinzu gerufener Arzt hatte daraus einen Scharlach gemacht und L. wegen Nichtanmeldung einer ansteckenden Krankheit eingeklagt. L. fand damals keinen Experten, der vor Gericht bestätigte, dass es nicht nur Scharlach-, sondern auch Sonnenbrandrötung der Haut gibt. Also wurde er verurteilt!

Nach Lahmann kam der amerikanische Arzt Dr. Kellogg auf den Gedanken, das Licht der elektrischen Glühbirnen therapeutisch zu verwenden. Er konstruierte zuerst Schwitzkasten, in denen der Kranke durch die strahlende Wärme und das Licht der Glühlampen behandelt wurde. Ihm folgte Niels R. Finsen in Kopenhagen, der das Licht der elektrischen Bogenlampe zu Heilzwecken verwenden lehrte, damit den Lupus (Hauttuberkulose) heilte und die Wirkungen des Lichtes auf den menschlichen Organismus erforschte. Auch er wurde für dieses Unternehmen von der orthodoxen Medizin bekämpft und verfolgt. Schließlich war aber doch der Bann gebrochen, sodass die Heilbehandlung mit elektrischem Licht, wenn auch in beschränktem Maße, in die Medizin einbezogen wurde. Ganz besondere Anerkennung fand die Anwendung der ultravioletten Strahlen des Quecksilberdampflichtes, nachdem Huldschinsky nachwies, dass diese Strahlen die Rachitis heilen, indem sich in der Haut unter Absorption dieser Strahlen aus Ergosterin das D-Vitamin bildet.

Um vieles größeren Widerstand fand die Heilbehandlung Kranker durch Besonnung, die *Heliotherapie*. Da es Laien, Naturheilkundige, waren, die sich zuerst der Riklischen Sonnenbehandlung zuwandten, und da die Medizin von den Wirkungen des Sonnenlichtes auf den menschlichen Organismus blutwenig wusste, fand die Sonnenbehandlung a priori eine massive Missachtung und Ablehnung durch die Schulwissenschaft. Man fand es sogar unanständig und schamlos, den nackten Körper der Sonne auszusetzen. Es lag nicht in der Auffassung der Schultherapie, eine solche Beeinflussung des Gesamtkörpers als Heilweg für pathologisch-anatomische Krankheitsbegriffe und kampfschwache Kranke zu erkennen. Die Schädigungen durch ungemessene, übertriebene Besonnungsdauer aber registrierte man und schmiedete daraus abschreckende Warnungen, auch gegen die wohlgeordnete Heliotherapie.

Nur wenige Ärzte erkannten die therapeutische Bedeutung der Körperbesonnung. Dr. Bernhard in St. Moritz erkannte ihren besonderen Wert bei der Wundbehandlung. Sein ehemaliger Assistenzarzt, der spätere Professor Rollier in Leysin, baute die Sonnen- und Luftbadekur systematisch und wissenschaftlich zur Behandlung der Knochen- und Drüsentuberkulose aus. Er erzielte bisher unbekannte Heilerfolge. Als er aber 1905 an einem Kongress in Paris einen Vortrag hielt, verduftete die ganze Zuhörerschaft; er sprach vor leerem Saal. Das von ihm veröffentlichte schöne Werk «La cure de soleil» enthält die überzeugendsten Beweise, dass der Medizin in der wohlbemessenen Besonnung des kranken Körpers, verbunden mit Luftbadekur ein Heilmittel, nicht nur für Tuberkulöse, ersten Ranges zur Verfügung stünde. Trotzdem findet man auch heute noch in den klinischen Spitälern kaum Ansätze zur Sonnentherapie, und die jungen Ärzte beenden das Staatsexamen und die Assistentenjahre, ohne nennenswerten Unterricht auf diesem Heilgebiet erhalten zu haben, und ohne Erkenntnis der gesundheitlichen Bedeutung der Beziehung des menschlichen Organismus zu Wasser, Luft und Sonnenlicht.

Man kann sich aus dem Gesagten eine Vorstellung bilden, auf welchen Sachverhalt ich zu Ende des 19. Jahrhunderts stieß, als mir die Erkenntnis von der hohen gesundheitlichen Bedeutung der auf Lebenszeit gestörten oder wieder hergestellten Beziehung des menschlichen Lebensablaufes zu diesen Umwelteinflüssen aufging. Noch existierten die Forschungen Finsens und Rolliers nicht, noch gab es nicht einmal Ansätze zu einer wissenschaftlichen Lichttherapie. 1897, als ich ein Sonnenbad in das Dach meines Miniaturspitals einbauen und das erste elektrische Lichtbad in der

Schweiz konstruieren ließ, galt es für mich noch, gegen eine Welt von Vorurteilen und Verständnislosigkeit aufzukommen, wollte ich die meiner Erkenntnis entsprechenden therapeutischen und prophylaktischen Maßnahmen verwirklichen. Auch hier ereignete sich wieder ein Teilstück vom Werden des neuen Arztes.

Heute, nach vierzig Jahren der Erfahrung und Forschung, sehe ich in der Beziehung unseres Organismus zum Sonnenlicht das

7. Ordnungsgesetz unseres Lebens.

Auch dieses Gesetz wird von der zivilisierten Menschheit gedankenlos übertreten und von der medizinischen Schule noch immer nicht genügend beachtet. Wohl hat die Strandbadmode für einen Teil der Bevölkerung eine gewisse Wandlung zum Bessern gebracht, sonst aber fehlt es noch allgemein am Bewusstsein in dieser Lebensfrage. Der Lichtraub, der dem Menschenkörper widerfährt, ist eine weitere ernsthafte Lebensunordnung, daher eine ernst zu nehmende Krankheitsursache. Wo immer diese Unordnung sich im Leben des Individuums vorfindet – und wo wäre dies heute im Gebiete der Zivilisation nicht der Fall? –, da sind auch Folgen vorhanden, Folgen, die der Krankheit die Tore öffnen oder die Genesung verhindern. Um Krankheit zu verhüten und um die verlorene Gesundheit wiederzufinden, für beides ist die Rückkehr zur natürlichen Ordnung notwendig, ist der Himmel der Apotheker und das Sonnenlicht das Medikament.

So sehen und so tun – ein weiterer Schritt zum neuen Arzte!

Es war nicht der Letzte. Schon meldete sich eine weitere Erkenntnis. Ein Wort von Bunges ließ mir keine Ruhe.

Es lautete ungefähr so: «Die Ärzte machen die merkwürdigsten Kuren, die schon viele auf den Friedhof geführt haben, statt dass sie die Kranken lehren, ihre Muskeln zu dem zu gebrauchen, wozu sie sie bekommen haben.» Hinter mir, in der Vergangenheit, lagen auch meine neun Wochen Infanterie-Rekrutenschule mit täglichen Körperbewegungs-, Marsch- und Tragübungen. Wie war doch dabei mein Körper so leistungsfähig, ausdauernd und stark geworden!

Wozu haben wir denn die Muskeln bekommen? Wozu dieses wunderbar gegliederte, lebendige, durchblutete, von phosphorsaurem Kalk strotzende Knochengerüst, an dem die Muskeln ansetzen? Auch hier war wieder «der mystische Ingenieur» tätig und sorgte dafür, dass unser Körper über die Schwerkraft der Erde zu herrschen vermag. Knochensystem und Muskulatur dienen der Beziehung des Organismus zur unablässig auf ihn wirkenden Schwerkraft. Stärke und Leistungsfähigkeit beider Systeme hängen vom Gebrauch, von der fortgesetzten Übung ab, sind aber zugleich Bedingungen der Gesundheit des ganzen Körpers.

8. Ordnungsgesetz: Harmonie in der Körperbewegung.

Auch für diese Beziehung gibt es ein Ordnungsgesetz. Es ist das achte in der Gesetzesfolge und besagt: Jeder Mensch muss seine Muskulatur, d. h. jeden einzelnen Muskel, durch regelmäßigen Gebrauch und in einem harmonischen Gleichmaß untereinander üben, dadurch gleichmäßig entwickeln und stärken, um so die volle Gesundheit zu erringen. Ungenügender, einseitiger, disharmonischer Gebrauch der Muskulatur mindert die Gesundheit und wird ebenfalls zu einer Krankheitsursache.

Dass auch dieses Gesetz im Lebensgang des zivilisierten Menschen vielfach verletzt wird, brauche ich nicht zu beweisen. Wo immer aber diese Ursache bei der Krankheitsentstehung mitwirkte, da ist die Neuordnung des Bewegungslebens eine unerlässliche, notwendige Heilmaßnahme. Geordnetes Marschieren, Rudern, Klettern, Arbeit in Garten und Feld, Reiten, Sport ohne Wettkampf und Rekord, Turnen, Gymnastik, Heilgymnastik – alles dies meisterhaft individuell bemessen und angeordnet, ist die große wirksame Heilmaßnahme gegen die Folgen der Übertretung des Bewegungsgesetzes.

Ein Beispiel: Glenardsche Krankheit. Erschöpfungszustand des Gesamtsystems infolge ungeordneter Ernährung und ungeordneten Lebens, Erschlaffung der Muskulatur, selbst der glatten, sodass die Bauchorgane heruntersinken. Mann von 50 Jahren, tief gesenkter Magen, äußerste Abmagerung. Scheint mir hoffnungslos. Verordne strenge Diät, fast ausschließlich Rohkost. Nach 2 Monaten doch leichte Besserung. Rate systematisch gesteigertes Marschieren im Freien an bei der gleichen Diät. Patient kommt nicht mehr zu mir. 2 Jahre später tritt ein kräftiger, wettergebräunter Mann in mein Sprechzimmer. «Kennen Sie mich noch?» – Ich: «Nein.» – Er: «Ich bin der W., dem Sie vor 2 Jahren geraten haben, Rohkost zu essen und zu marschieren. Ich bin daraufhin zu Fuß durch die Schweiz, Frankreich, Italien, Balkan, Ungarn, Böhmen, Deutschland, Dänemark, Schweden, Norwegen und zurück gewandert, habe von Obst, Nüssen, Gemüsen und Vollkornbrot gelebt. Nun bin ich zurück, und Sie sollen das Resultat sehen. Ich bin ein gesunder Mann.» – 20 Jahre später: Drei Zürcher Herren besteigen den Speer. Halbwegs werden sie von einem Grauhaarigen, der mächtig hinauf schreitet, überholt. Oben sitzt er, isst aus einem Körbchen Obst, Nüsse und Vollkornbrot. Man spricht zusammen. Er erzählt seine Geschichte: «Vor 20 Jahren war ich auf den Tod krank. Durch diese Kost und durch jene großen Fußwanderungen bin ich gesund geworden und bis heute geblieben.»

Wer das Schicksal der Glenard-Kranken kennt, wird dieses Gesundwerden zu würdigen wissen. Ich sehe als Gegensatz jene nachher noch kränkere Amerikanerin, deren Leib fünfmal zum Hinaufnähen der gesenkten Organe aufgeschnitten worden war.

Nachdem ich zur Erkenntnis der gesundheitlichen und therapeutischen Bedeutung des Bewegungsgesetzes durchgedrungen war, stand ich vor einer weiteren Forderung an den werdenden neuen Arzt: Er soll ein Meister der Bewegungskunde werden, der aus der Lebensgeschichte des Kranken und aus dem Ergebnis seiner Untersuchung die im Ursachenkomplex mitwirkende Bewegungsunordnung feststellen und die Anweisung zur Herstellung einer heilsamen Ordnung geben kann. Zurzeit muss er sich aber diese Kunde privatim erwerben; die Schule gibt sie ihm nicht. Deshalb ist die *Bewegungstherapie* sowohl in den Spitälern als auch bei den Ärzten nur ausnahmsweise im Gebrauch.

Eine Zeit lang schien die Heilgymnastik, von Schweden ausgehend, in der Medizin Terrain zu gewinnen. Zander war auf die Idee gekommen, allerlei Apparate zu konstruieren, mit denen man die Kranken zu ausgewählten gymnastischen Übungen bringen konnte. Der Apparat wusste und bestimmte die Übung, der Patient machte, was der Apparat wollte, als Mensch passiv und ohne tieferes Bewusstsein des Geschehens. An vielen Orten entstanden «Zander-Institute». Trotz aller Intelligenz, die in die Apparate gesteckt wurde, hatten diese Institute nur eine kurze Blüte. Heute spricht man kaum mehr davon. Die Intelligenz muss in die Kranken «gesteckt» werden, muss Verständnis und Einsicht in den Zusammenhang des Tuns und dann eigenen Willen und entschlossenes Handeln erwecken. Dazu aber sind Ärzte nötig, welche nicht nur gymnastische Schulung, sondern auch die Erkenntnis der Bewegungsordnung erworben haben. Aus der Schule kommen solche Ärzte – wenigstens bei uns – nicht.

Es gibt einige Heilgymnastiker, in der Regel Nichtärzte, oft sehr tüchtige Leute in ihrem Fach; einige spezialisieren sich auf die so hochwertige Atemgymnastik. Sie vollbringen ihr Werk außerhalb des ärztlichen Verständnisses, deshalb oft unbefriedigend und nur auf sehr beschränktem Gebiet. Millionen von Kranken, denen die Bewegungsordnung zur Wiedergewinnung der Gesundheit mithelfen würde, bleibt sie vorenthalten.

Wer Kenntnis von den Resultaten hat, welche in Indien und Japan mit den Übungen der Yogalehre erzielt werden, der wundert sich, dass die europäische Medizin dieser Lehre kaum Beachtung schenkt. Als der amerikanische Augenarzt Dr. Bates eine ausgedachte Methodik von Yoga-Übungen für die Kurzsichtigen und Augenkranken empfahl, wurde er ohne Nachprüfung von den Augenärzten der Schule als Schwindler und Scharlatan gebrandmarkt. Ein Beweis mehr für den Mangel an Verständnis für dieses Problem.

In engster Beziehung zu den Krankheitszuständen der Bewegungssysteme steht die Massage, worunter eine Bearbeitung der Körpergewebe durch Streichen, Kneten, Reiben, Klopfen, Erschüttern verstanden wird. Massage verbindet sich vielfach mit Heilgymnastik. Die Kunst der Massage soll zuerst von den Chinesen gepflegt worden sein. Ihnen folgten die Schweden, die mit ungewöhnlichem Verständnis und Geschick sowohl die Massage wie auch die Heilgymnastik auf eine wissenschaftliche Höhe hoben und daraus eine segenvolle Heilkunst machten. Ihr Zentralinstitut in Stockholm wurde zur Welthochschule für Heilgymnastik und Massage. Auch einzelne bedeutende Ärzte, wie Metzger, Hoffa, Bumm, Nebel, Cornelius, Zabludowski, wurden Meister der Massage. Etwas ganz Besonderes vollbrachte der gymnastisch geschulte, offenbar geniale schwedische Schiffskapitän Thure Brandt. Er hörte oft über Unterleibsschwächen, Frauenleiden und damit verbundenes Elend klagen. Nach gründlichem Durchdenken der Sachverhalte ersann er ein geeignetes Heilverfahren mit Massage und Gymnastik, mit welchem er wirksame Hilfe zu bringen vermochte. Thure Brandt fand wenige kongeniale Nachfolger unter den Ärzten. Das Messer arbeitet schneller, nur gar oft mit bald vorübergehendem Erfolg. Da und dort wenden Unberufene die Thure-Brandt-Massage an, zum Schaden der Patienten und der Sache.

Die gesamte Kunst der Massage wird von der Schule stiefmütterlich behandelt. Für den Medizinstudenten gibt es an keiner Schule einen obligatorischen Unterricht derselben. Es bleibt dem Zufall überlassen, ob ein Arzt diese Heilkunst jemals kennen und richtig ausüben lernt. Auch dies bleibt ein Gebiet, das beim Werden des neuen Arztes errungen sein will.

9. Ordnungsgesetz: Einklang des menschlichen Lebens mit den kosmischen Rhythmen.

In den Beziehungen zur unbelebten Umwelt fand ich noch ein weiteres Ordnungsgesetz, das neunte unserer Reihe, welches die Beziehung zu den kosmischen Rhythmen oder Periodizitäten betrifft, insbesondere den Ablauf der Lebensprozesse im Körper in zeitlicher Harmonie mit dem Wechsel von Tag und Nacht. Der englische Forscher Sir W. Roberts wies nach, dass es im menschlichen Körper eine alkalische Flut gibt, die nach Mitternacht beginnt, und eine Säureflut, die vom Nachmittag bis in die Nacht hinein andauert. Prof. Th. Stöckmann konnte zeigen, dass es eine Naturschlafzeit des Menschen gibt, die abends 19 Uhr 30 Minuten beginnt und bis Mitternacht dauert, und dass der Schlaf während dieser Vormitternachtsstunden von hohem gesundheitlichem Werte ist. Der Wegfall dieser Naturschlafzeit hat Gesundheitsverlust zur Folge; umgekehrt, die Rückkehr zu ihr Gesundheitsgewinn.

Die Wissenschaft mit ihren Entdeckungen und die Technik mit ihren Künsten haben der Menschheit künstliches Licht geschenkt, mit dem sie die Nacht zum Tage machen kann. Es war ein Danaergeschenk. Mit dem In-die-Nacht-hinein-Leben verliert der Mensch den Segen der ersten Morgenstunden. Entweder fehlt ihm beim Erwachen die Frische, oder er steht spät auf und schläft in den Morgen hinein. Die frühen Morgenstunden sind die Zeit der geistigen Vorbereitung auf das Tagewerk. Der Mensch bedarf nicht der Zerstreuung in der Nacht, sondern der Geisteskraft des Morgens. «Morgenstund hat Gold im Mund» und «early to bed and early to rise, makes the man healthy and wealthy and wise», sagt der Volksmund. Die Morgenmüdigkeit ist ein Symptom der Schlackenvergiftung des Blutes, die sich mit Kohlensäurevergiftung der Gewebe paart. Dies aber ist ein Boden, auf dem Krankheit wächst.

So sah ich denn wiederum ein wirksames, natürliches Heilmittel aus Gottes Apotheke: die Ordnung der Schlafzeit, die Rückkehr zur frühen Morgenstunde und zum Schlafe vor Mitternacht.

Die Erkenntnis dieser neun Ordnungsgesetze und der Folgen ihrer Übertretung für die Gesundheit hatte mich zu einer neuen, tiefern Auffassung von der Krankheitsentstehung geführt und gleichzeitig zu einer gegen die wahren Ursachen gerichteten Heilbehandlung und Krankheitsverhütung: zur Ordnungstherapie und zur Ordnungsprophylaxe. Es war eine völlig andere Therapie als diejenige, die ich in der Schule gelernt hatte. Außer der Ernährungstherapie forderten auch Hydrotherapie, Aero- und Heliotherapie, Bewegungstherapie (Heilgymnastik und Massage inbegriffen) und rhythmische Lebensordnung viel Forschungsarbeit und neues Können. Diese große Arbeitssumme über das Medizinstudium hinaus kann dem werdenden neuen Arzte nicht erspart werden.

Neun Ordnungsgesetze des körperlichen Lebens durfte ich erkennen und dabei feststellen, dass der zivilisierte Mensch sie alle, teils ahnungslos, teils übermütig, übertritt. Die Übertretungen erfolgen gewohnheitsmäßig, in der Regel während langer Lebenszeiten. Dadurch wird eine jede zu einer Krankheitsursache. Es handelt sich nie um eine isolierte Übertretung eines einzigen Gesetzes, sondern stets um die dauernde Übertretung eines individuell verschiedenen Komplexes von Gesetzen, zumeist sämtlicher Gesetze. Hierin sah ich die Grundursache des Erkrankens überhaupt, wozu allerdings die erst im nächsten Kapitel beschriebenen seelischen Unordnungen zu zählen sein werden. Dies sind die Ursachen, welche das Terrain schaffen, auf welchem dann auch andere Feinde der Gesundheit, wie die Mikroben, anzugreifen vermögen.

Von diesem wissenschaftlich wohlbegründeten Standpunkte aus gesehen, gibt es ein ideales Leben im Reiche der Ordnungen und seinen Gegensatz, ein verirrtes Leben im Reiche der Unordnungen. Die zivilisierte Menschheit lebt im Reiche der Unordnungen, verfällt der Krankheit und dem Untergange.

Es gibt wohl eine Rettung: die Rückkehr ins Reich der Ordnungen, möglich nur durch Erkenntnis und Selbstüberwindung. Hier gilt schon das Wort Nietzsches:

> Der Mensch ist Etwas, das überwunden werden soll.

Erkenntnis wäre möglich, das fast unübersteigliche Hindernis ist die Selbstüberwindung. Ich sehe überall, wie man davor zurückschreckt. Die sogenannten Gesunden – in Wirklichkeit gibt es solche nicht mehr – leben ohne Erkenntnis, lieben ihre Gewohnheiten und wollen von Selbstüberwindung nichts hören. Zugänglich sind nur die Kranken, meist erst dann, wenn sie durch Leiden mürbe geworden sind, oft zu spät. Auch sie muss man für den Heilweg gewinnen. Mit fünfzig Vorurteilen sind sie besät und unwissend in den Fragen des Lebens. Nur die Not gibt ihnen Ohren zu hören. Wie Herkules der Hydra, so muss man ihren Vorurteilen die Köpfe abschlagen und die Stümpfe mit glühenden Baumstämmen ausbrennen. Wissen vom Leben muss man ihnen geben und sie zur Erkenntnis führen, und dann kommt der Augenblick, wo die Selbstüberwindung beginnt, der entscheidende Augenblick. Werden sie einwilligen und nun mit frohem Mute kämpfen? Ach, es ist eine große Aufgabe, eine schwere Aufgabe! Wie leicht schreckt man davor zurück!

Wie leicht und schnell wäre ein Rezept aus der Apotheke verschrieben, eine Einspritzung gemacht!

Ordnung herstellen in allen Beziehungen, in der Ernährung, zur unbelebten Umwelt, – das ist der natürliche Heilweg, die ursächliche Therapie, die therapia magna; ich nenne ihn – die *Ordnungstherapie*! Bei jeder Krankheit sollte er zuerst und vor jedem andern beschritten werden, alles andere käme nur als Zusatz und nach kritischer Würdigung infrage. Ich meine die Chirurgie, die Homöopathie, die Elektrotherapie und vor allem die Allopathie, niemals diese für sich allein, wie es heute so oft geschieht. Oh, missversteht mich nicht! In diesen Worten liegt keine Geringschätzung, keine Missachtung dieser sekundären Therapien. Ich kämpfe nur für den Baustein, den die Bauleute verworfen haben, und der beim Werden des neuen Arztes zum Eckstein werden wird.

Bisher haben ihn die Bauleute verworfen. Die Krankenernährung an den klinischen Spitälern sagt deutlich genug, wie es mit der Erkenntnis und Nachachtung der Ernährungsgesetze steht. Fleisch, Weißbrot, Semmeln, Feinmehlspeisen, Eier, Kochkost, Konservenkost, Kaffee, Kakao usw., sagt dies nicht genug! Die alte, immer noch übliche Diabetikerkost ist, vom Standpunkt der Nahrungswirkung aus gesehen, ein Greuel. Die Stuhlverstopfung wird mit Abführmitteln behandelt; der Zusammenhang zwischen Zahnkaries, Paradentose, Krankheit und Ernährung wird kaum beachtet; wo Heilernährung ursächliche Maßnahme wäre, herrscht das Medikament. Ein gründlicher Unterricht der Medizinstudenten auf dem Gebiet der Ernährung fehlt noch überall.

Wasser-Luft-Sonnenheilkunde, Bewegungsheilkunde, Heilgymnastik und Massage sind nicht nur keine obligatorischen Lehrfächer, sondern es fehlen in der Regel die Möglichkeiten, sie zu erlernen. Der offizielle Arzt tritt in all diesen Disziplinen unwissend und unkundig in die Praxis. Diese fundamentalen Teile der Heilkunde, deren Erlernung sehr hohe Anforderungen stellt, fristeten ihr Dasein vorwiegend in der Laien- und Naturheilkunde, wurden dafür von der Schule hochmütig herabgewürdigt und sogar bekämpft. Ein klassisches Beispiel dieses Verhaltens ereignete sich zu Beginn dieses Jahrhunderts im Kanton Zürich:

Die Naturheil- und Kneippvereine regten eine Volksinitiative an, welche mit Tausenden von Unterschriften von der Regierung verlangte, dass an der Universität ein Lehrstuhl für Naturheilkunde errichtet werde. Die Fakultät machte einen Gegenvorschlag: Es sei an der Medizinischen Klinik eine Abteilung für Hydrotherapie anzugliedern mit einem Dozenten als Vorstand. Die Initianten erklärten sich befriedigt; die Regierung nahm den Vorschlag der Fakultät an. Der Direktor der Medizinischen Klinik fragte mich um einen geschulten Bademeister für die neue Abteilung. Ich sandte ihm einen tüchtigen Mann, der in meinem Institut die Schule durchgemacht hatte. Nach einundeinhalb Jahren kommt der Mann ganz verzweifelt zu mir und sagt: «Es ist mir unmöglich, länger dort zu bleiben. Ein Mal während der ganzen Zeit musste ich in einer Kursstunde für Studierende eine feuchte Einpackung machen, sonst nur Reinigungs- und Krätzebäder.» – So endete die Abteilung für Hydrotherapie an der Medizinischen Klinik. Auch der Dozent verließ bald darauf seine Stellung.

Und dies ist nur ein Beispiel unter Tausenden, wie bisher von der Schule die «Ordnungstherapie» behandelt wurde. Wer erinnert sich dabei nicht jener Erzählung Carl

Spittelers in «Prometheus und Epimetheus» vom Kleinod der Pandora?

Weil die Erkenntnis der Ordnungsgesetze des Lebens und die Ordnungstherapie fehlten, haben wir auch keine wirksame «innere» Prophylaxe und sehen an der zivilisierten Menschheit eine stetige Zunahme der Kränklichkeit und Verschlechterung der Konstitution, ein Anwachsen des Missmuts, der Weltmüdigkeit und der verfehlten Existenzen.

So sehe ich die Lage unserer Zeit. Der Ausweg aus der Not aber beginnt im Physiologischen, in der Medizin.

Doch damit ist der Entwicklungsweg des neuen Arztes noch nicht beendet. Nach dem Körper kommt die Seele.

6. Psychotherapie

«Der ärztliche Gedanke steht vor den Toren einer neuen Zeit.»
(Prof. Dr. Martin Sihle in «Über das Weltbild des Arztes»)*

Die exakt-naturwissenschaftliche Medizin kennt und anerkennt nur das Sicht-, Wäg- und Messbare. Die Seele ist unsichtbar, unwägbar, unmessbar. Daher gibt es für sie keine Seele.

Dem Schicksal, das mich Schüler von August Forel werden ließ, verdanke ich es, dass ich während meines Medizinstudiums über die Seele sprechen hörte. Forel war damals intensiv mit der Erforschung des Hypnose- und Suggestionsphänomens beschäftigt. In geistvollen Vorträgen berichtete er uns über seine Forschungen, zeigte uns, dass der Scheinwerfer des Bewusstseins nur einen kleinsten Teil eines Geschehens im Menscheninnern beleuchtet, das als seelisches Geschehen, als Seelenleben zu erfassen ist, dass es eine Seelenwelt im Unterbewusstsein gibt.

Durch ihn lernte ich begreifen, dass dieses Unsichtbare, jenseits alles Exakten Vorhandene, die Seele, gerade das Wichtigste, Entscheidende im Leben und in der Gesundheit

---

* Prof. Dr. Martin Sihle, «Über das Weltbild des Arztes und den Sinn der Krankheit»

des Menschen ist, dass es eine seelische Gesundheit, aber auch seelische Krankheiten gibt, und dass der Seelenzustand des Kranken ernst genommen sein will.

In den medizinischen, chirurgischen und spezialistischen Kliniken war von der Seele nie die Rede. Dort waren es Magen-, Herz-, Nieren-, Lungen-, Nerven-, Augen-, Ohren-, Rachen- oder Infektionskranke. Einmal herrschte Aufregung in der Medizinischen Klinik, weil man eine Kranke zeigen konnte, die den arcus hystericus aufwies. Charcot, der große Zauberer in der Salpétrière in Paris, hatte diesem Symptom besonderes Ansehen verschafft. Es bestand darin, dass die Kranke aus der Rückenlage ihren Körper in einem Bogen zwischen Kopf und Füßen in die Höhe spannte. Nachdem es in der Salpétrière einmal bekannt geworden war, machten mehr und mehr Kranke diesen Bogen. So wurde er das charakteristische Symptom der Hysterie. Heute machen es die Kranken nicht mehr. Doch dies war etwas Sichtbares; daher wurde es uns gezeigt. Vom Sinn der Hysterie aber hörten wir dort kein Wort. Es herrschte vielmehr ein verächtlicher Ton, wenn von Hysterie oder Hypochondrie die Rede war, ganz wie bei Hufeland, der die Hypochonder die verachtungswürdigsten Menschen nannte.

Von der Heilbehandlung der Seelenkranken, soweit ich sie sonst in der Studienzeit kennenlernte, ist gar wenig zu berichten. Sie ermangelte der Grundlagen, bediente sich der Trostmittel. Um sich an den Kranken für sein Ohnmachtsgefühl zu rächen, schickte man sie damals in die *Kalt*wasser-Heilanstalten. «Wo ist der», fragt Nietzsche, «welcher endlich auch einmal die Gegenmittel gegen diese Leiden ernst nimmt und die unerhörte Quacksalberei an den Pranger stellt, mit der, unter den herrlichsten Namen, bis jetzt die Menschheit ihre Seelenkrankheiten zu behandeln gewöhnt war?» Aber: «Seien wir nachsichtig gegen die großen Einäugigen!» – hat Stuart Mill gesagt, und Nietzsche bemerkt dazu: «als ob Nachsicht zu erbitten nötig wäre, wo man gewöhnt ist, ihnen Glauben und beinahe Anbetung zu zollen.» – «Einäugige» sind Professoren und Ärzte, die nur das Körperliche sehen. Ihre Medizin aber behandelt den seelenlosen Menschen.

Das Wunder des Baues und des Geschehens im Körper ist selbst für die sinnliche Erfassung überwältigend groß und unerschöpflich, und unerlässlich ist ein gründliches Wissen von den Gesundheits- und Krankheitszuständen der Organe und des Körpers. Doch sowohl in mir wie in jedem Menschen ist außer all dem ein jenseitiges, anderes Leben und Geschehen: Bewusstsein, Empfinden, Wahrnehmen, Fühlen, Erkennen, Denken, Erinnern, Wille, Wertung, Urteil; es ereignen sich Erregungen, Emotionen, Affekte, Anziehungen, Abstoßungen, Vertrauen, Misstrauen, Lust oder Unlust, Freude oder Trauer, Liebe oder Hass, Gemütsstimmungen, Mut und Tatendrang oder Angst, Furcht, Ärger, Zorn, Eifersucht, Neid, Unmut, Trägheit. Wir können uns frisch oder matt und müde fühlen. Das Bewusstsein kann stark oder schwach sein, verschwindet im Schlaf oder tritt in ihm als Traumbewusstsein auf. In jedem Menschen lebt die *Sehnsucht* nach bekannten oder unbekannten Zielen, bilden sich *Beziehungen* zu sich selbst, zum Du, zum Wir, zur belebten und unbelebten Welt; es entsteht Freundschaft oder Feindschaft, Achtung oder Verachtung, Ehrfurcht oder Stumpfheit, das Unterscheiden von Gut und Böse, das Gewissen, Schuld, Reue, Sühne, Erlösung, Erleuchtung, und hinter allem stehen die *Triebe*, der Nahrungstrieb, der Fortpflanzungstrieb und der Ichtrieb. Wie es da wirkt, gärt, wallet, siedet, brauset und zischt, wie Entscheidungen getroffen, Entschlüsse gefasst und Werte gewählt werden, – es ist nicht zum Sagen. Und nichts von alledem kann gesehen, gemessen, gewogen werden. In der «Seele» geschieht's, aber auf den Körper wirkt's.

Unter dem Einfluss von Furcht und Angst beschleunigen sich die Herzschläge. Verstimmung, Ärger, Kummer vertreiben die Esslust. Magen, Darm, Muskulatur und selbst die Haut im Angstschweiß reagieren auf die Erregungen der Seele.

Das von der Übermacht unverständiger Erzieher misshandelte Kind zittert, beginnt aus Furcht zu lügen, zu verheimlichen, belastet dabei sein «Gewissen» mit Schuldgefühlen, wird scheu, verschlossen, träumerisch, trotzig, gewöhnt sich an Irrwege, die schließlich auch zu Erkrankungen führen.

Frau H. ist «magenkrank», wird lange ohne Erfolg mit Medikamenten behandelt. Schließlich findet sie das «Wendepunkt-Kochbuch», ändert ihre Diät, fühlt Besserung und sucht mich auf. Bald stoße ich auf das Seelische. Sie war das jüngste Kind. Der Vater starb früh an Lungenleiden. Die Mutter lag jahrelang krank im Bett. Das halbwüchsige Mädchen musste den Haushalt besorgen. Fehlte etwas, so verprügelten es die Brüder. In dieser traurigen, liebelosen Umwelt, über ihre Kräfte mit Pflichten belastet und dabei verprügelt, wächst sie auf, und dabei bildet sich ihre Weltanschauung.

Auf der Straße hört sie die Internationale singen: «Wir kämpfen für die Menschenrechte.» Diese Worte schlagen ein, sie läuft abends in kommunistische Versammlungen, kommt spät heim und wird dafür von den Brüdern wieder verprügelt. Trotzdem geht sie immer wieder und nimmt stets wieder ihre Prügel in Empfang. Sie droht: «Ich laufe euch davon.» – «Ja, geh nur», antworten die Brüder, «solange du minderjährig bist, bringt dich die Polizei schon wieder zurück.» Mit 20 Jahren heiratet sie, um dieses Heim verlassen zu können.

Ich fragte: «Wie konnten Sie nur heiraten; nach solchen Erfahrungen mit dem männlichen Geschlecht musste Ihr Vertrauen doch geschwunden sein?» – Sie: «Das war es auch, aber ich habe mir einen auserlesen, der nicht ist wie die andern, einen ganz gütigen, aber er ist krank und schwach.» Wie der Mann, so die Ehe. Die Frau wurde chronisch magenkrank. Kein Wunder, dass da die Medikamente nichts halfen!

Während ich diesen «Fall» durchdachte, tauchte eine Erinnerung auf: Ich sah jenes Ehepaar in mein Sprechzimmer treten. Sie groß, er ein kleines Männchen. Sie krank. Ihr Vater war ein brutaler Trinker gewesen, der im Rausch die Mutter oft vor den Kindern schlug. Bei einer solchen Szene stellte sich das 13-jährige Mädchen vor den tobenden Vater, schaute ihn mit einem unerschrockenen Blick an und sagte: «Wenn du noch einen Schlag schlägst, hole ich die Polizei.» – Der Vater hob schon die Hand und schrie: «Dann schlage ich dich tot!», erlahmte aber unter dem Blick seines Kindes, kam zur Besinnung und – ließ fortan vom Trinken ab. Die erwachsene Tochter aber heiratete einen Mann, bei dem Brutalität eine Unmöglichkeit war, jenes kleine Männchen, und wurde seelenkrank.

Wohl sind in beiden Fällen relativ grobe, leicht fassbare seelische Ereignisse und Beziehungen am Werke, um so klarer können wir daraus schließen, dass die Kindheitserlebnisse sich in die Seele eingraben und zu seelischen Machtfaktoren werden, die über die Kindheit hinaus einen bestimmenden Einfluss auf die Lebensgestaltung, hier die Gattenwahl und die Gesundheit, ausüben. Je feiner, differenzierter und komplizierter aber die Umwelteinflüsse auf die Kindheit werden, umso schwieriger wird es, ihre Spätwirkungen zu erkennen und die Zusammenhänge festzustellen, aber vorhanden sind sie trotzdem.

Auch das soziale und politische Leben wird durch die Kindheitserlebnisse beeinflusst. Frau H. war Kommunistin geworden. In den Versammlungen wurde sie besonders stark von den Vorträgen eines kommunistischen Arztes ergriffen. Wie aber war dieser Arzt Kommunist geworden? Sein Vater war im Waisenhaus, wie er mir sagte, «mit Prügel und Gebet» erzogen worden. Er wurde ein tüchtiger Mann, aber jähzornig. Sein Sohn erlebte in der Kindheit die maßlose Heftigkeit des Vaters und wurde auch oft verprügelt. Er wurde Nervenarzt und Kommunist. Durch ihn erhielt die Gemeinschaft der Menschen die Prügel zurück, die ihre Institution, das Waisenhaus, seinem Vater verabreicht hatte.

Wenn sich auch allgemeingültige Richtungen erkennen lassen, so ist doch die Art und Weise, wie der Einzelne beim Erleben der Umwelteinflüsse reagiert, individuell verschieden. Die Einflüsse können genau die gleichen sein, z. B. bei den Kindern einer Familie, und doch reagiert der A anders als der B. Die Ursachen dieser Verschiedenheit sind tief gelagert, im seelischen Erbe, in Einflüssen des intrauterinen Lebens, in der Stärke des Bewusstseins, in der Art und Weise der Ernährung und in der Ordnung bzw. Unordnung der Lebensführung.

Aber auf diesen Lebensgründen bestimmen die Umwelteinflüsse, wohin sich die Aufmerksamkeit richtet, wohin unsere Neigungen gehen, unser Lustverlangen und unser Begehren. Je mehr Unlust, je mehr Verstimmung sie erzeugen, umso gebieterischer, ja widernatürlicher werden die Begierden. Dann erhält den Vorzug, was die Unlust übertönt oder zum Schweigen bringt; es kommt zur Entartung und zur Vorherrschaft der animalischen Triebe, insbesondere wird die Nahrungswahl beeinflusst. Der Mensch greift nach Reiz- und Rauschmitteln.

Je ungünstiger aber die Zusammensetzung der Zufuhr von Speisen und Getränken wird, umso verderblicher wirkt sie auf das Seelenleben durch Einwirkung auf das Nervensystem, das Gehirn und den Sympathikus. Jede Unordnung im Lebensbetrieb kommt im *Lebensgefühl* zum Ausdruck, in jenem «Rauschen am Seelengrunde» – wie Dr. Adolf Koelsch es nannte –, das im Sammelbecken des Gehirns aus der Summe von Meldungen aller körperlichen Vorgänge entsteht. Ein circulus vitiosus entsteht: Die Verstimmung wächst, die Begierden verstärken sich und entarten noch mehr.

Hier muss ich wieder auf die erwähnte Bewusstseinsstärke zurückkommen, von der die Ichentwicklung, das Werden der Persönlichkeit, abhängt. Henry Bergson schildert die Doppelfunktion des Gehirns als Organ der Aufmerksamkeit auf die Realität und als Empfangsorgan der Einstrahlung des Geistes. Von der zweiten Funktion wird die Stärke des Bewusstseins bestimmt. Jede Schädigung des Gehirns bedeutet Schwächung des Bewusstseins, Abfall vom Geist, Verlust an Direktive und Ordnungsvermögen. Das Gehirn aber ist auf das Feinste empfindlich gegen die Zusammensetzung von Speise und Trank. Sein Empfangsvermögen leidet unter jeder leisesten Giftwirkung. Hier sieht man die Einheit von Geist, Seele und Körper und den großen Schadenprozess, der den Menschen sowohl in die körperliche wie in die seelische Erkrankung führt. Denn – das wurde mir mit den Jahren immer klarer – auf die Stärke des Bewusstseins, dieses Abglanzes des Geistes, kommt es an im Leben.

Die geistige Kraft des Bewusstseins lenkt und ordnet nicht nur das Verhalten zur Außenwelt, sondern auch alles

Geschehen im Körperinnern und in der Seele. Der letzte Teil seines Wirkens wird jedoch vom Ich nur zum kleinsten Teil wahrgenommen, dabei ist der Bereich des nicht wahrgenommenen Wirkens um das Vielfache größer als der Bereich des Wahrgenommenen. Diesen nennen wir das Bewusste, jenen das Unbewusste oder auch das Unterbewusste, Bezeichnungen, die schon viel Verwirrung angerichtet haben. Um es deutlich zu sagen: Es gibt ein unbewusstes Bewusstsein, d.h. eine Geisteskraft, die im Körper und in der Seele wirkt, ohne vom Ich wahrgenommen zu werden.

Auch zur Wahrnehmung der geistigen Direktive, also zum Werden des Bewussten, bedarf es der Gehirnfunktion. Ihr gehört die Oberleitung, überdies aber wirkt die geistige Einströmung, also das Bewusstsein im Großen und Ganzen, auch in jeder lebenden Zelle, in jedem Organ unseres Körpers. Auch diese Teilchen haben ihren Geist und ihre Seele. Schwächung der Zelle, z.B. durch Hemmung der Atmung, des Stoffaustausches oder durch Gifte, bedeutet somit auch Minderung des Zellgeistes und Störung der Zellseele, nicht nur des Zellkörpers. Minderung der Bewusstseinsstärke im Ganzen aber hat Unordnung im Körper und in der Seele zur Folge.

Unordnung ist Krankheit. Ich verstand: Es gibt keine Krankheit, die nur den Körper, nur die Seele erfasste, und wenn der Schein noch so trügt. Stets sind Körper und Seele gemeinsam erkrankt, stets bedarf es der Wiederherstellung sowohl des Körpers als der Seele. Richtigstellung der Ernährung, Entgiftung und ordnungsgesetzliches Leben, reines Blut und gute Zirkulation bei frischer Luft und vollständiger Hautfunktion führen durch Verbesserung der Empfangsorgane zur Stärkung des Bewusstseins und damit zur Wiederherstellung der Ordnung und der Harmonie. Sie sind daher bei jeder Krankheit erste Voraussetzung der Genesung.

Gewiss gibt es Krankheiten, in denen die körperliche Störung, andere, in denen die seelische Störung vorherrscht. Dennoch ist es unrichtig, bei den Ersteren die Seele, bei den Letzteren den Körper zu vernachlässigen. Für den Bruder Leib muss auch dann noch gesorgt werden, wenn es gilt, einer kranken Seele zur Genesung zu verhelfen. Unter dem Einfluss von Alkohol, von Reizmitteln, narkotischen Arzneimitteln und ungeordneter Ernährung kann eine ernstere Störung des Seelenlebens nicht ausheilen. Dies wird leider oft nicht beachtet. Es gibt «Nervenärzte», die den Zusammenhang von Körper und Seele nicht berücksichtigen, die für die Nahrungswirkung nur ein Achselzucken übrig haben, in Wahrheit deshalb, weil sie dieses Gebiet kaum kennen. Es gibt auch solche, die gutgläubig, aber nicht wissend, was sie tun, Seelenleiden mit allen möglichen «Nervina» und Narkotika behandeln. Nichts kann dem Ansehen der Psychotherapie und selbst der Medizin mehr schaden als solches Arzten.

Als ich Ihnen von der Nahrungsorganisation berichtete, unterließ ich, darauf hinzuweisen, dass jedes Nahrungsmittel als besondere Organisation ein Stück Seele, sei es der Pflanze oder des Tieres, von denen es stammt, in unsern Körper einführt. Wir empfangen – welch gewagtes Wort! – mit den Nahrungsmitteln nicht nur chemische Substanzen und Kalorien, sondern auch seelische Werte und Unwerte.

Es ging lange, bis ich selbst dies begriff. Der Weg zum Seelischen war durch das Stoffliche verbarrikadiert. Die Erkenntnis, oder sage ich bescheidener, die Ansicht, dass wir mit den seelischen Werten der Nahrungsmittel auch unsere Menschenseele speisen, d. h. ernähren oder missernähren, ist für die heutige Wissenschaft noch ungeheuerlich. Weil das Seelische exakt-wissenschaftlich nicht greifbar ist, werde ich dafür aus dem Paradies der Wissenschaft ausgestoßen werden. Hat nichts zu sagen: «Es wird kommen der Tag, da …!»

Ich bleibe dabei: Beim Seelenkranken soll auch die Ernährung und der Ablauf des körperlichen Lebens geordnet werden. Man darf nicht nur psychisch, aber auch nicht nur somatisch (körperlich) arzten, sondern muss stets die Psychotherapie mit der Somatotherapie verbinden und umgekehrt.

Da aber sowohl die Ernährungstherapie wie auch die Psychotherapie, kurz gesagt, die ganze Ordnungstherapie in der Schule neben Arzneitherapie, Chirurgie und Spezialitäten nur als Aschenbrödel figuriert, kommt gar häufig beides, sowohl Körper wie Seele des Kranken, nicht zu seinem Rechte. Dafür wenigstens *ein* Beispiel:

1917, während des Weltkrieges, erhielt ich den Befehl, die Abteilung für Magenkranke an der Etappen-Sanitätsanstalt der Armee am 10. August zu übernehmen. 55 «Magendarmkranke» lagen da mit düsteren Gesichtern, zum größeren Teil schon seit Wochen und Monaten. Ich komme in die Küche: Waschküche mit zwei Wäschekesseln und einem kleinen Gasherd mit ein paar Pfännchen. Ich frage den Koch: «Was sind Sie im Zivilleben?» – Er: «Senn.» Ein Befehl hängt an der Wand: «Die Kranken sollen auch Obst und Gemüse erhalten.» Ich frage, wie dies ausgeführt wird. «Gedörrte Bohnen und gedörrte Apfelschnitze mehrmals wöchentlich.»

Ich gehe aufs Kommando, verlange eine Küche und einen geschulten Koch. Am folgenden Tag haben wir eine schöne, gut ausgestattete Küche einer Metzgerei und einen Hotelkoch. Auf dem Markt liegen die schönsten Äpfel und Gemüse. Die Heilernährung wird angeordnet und durchgeführt. Die Gesichter hellen sich auf. Nach 8 Tagen haben die Kranken erkannt, dass man mit mir sprechen kann. Einer liegt seit vielen Wochen da, bekommt immer wieder undefinierbare «Magenschmerzanfälle». Er bittet mich um eine Unterredung. Langsam kommt es aus ihm heraus: «Herr Hauptmann, ich habe zu Hause im Gebirgsdorf einen Schatz. Sie ist in Erwartung, schreibt, dass man es bald merken werde. Ich solle doch heimkommen, sie käme sonst in die Schande. Ich versuchte, Urlaub zu erhalten, durfte aber den wahren Grund nicht angeben, hatte keinen Erfolg. Da bekam ich die Magenschmerzen, und jedesmal, wenn wieder ein Brief von ihr kommt, einen neuen Anfall. Der Truppenarzt schickte mich hierher. Würde ich gesund, so müsste ich zum Dienst zurück und dürfte nicht heim zum Heiraten.» – Ich: «Ich gebe Ihnen drei Wochen Erholungsurlaub, gehen Sie heim, heiraten Sie Ihren Schatz! In drei Wochen melden Sie sich wieder bei mir!» – Nach drei Wochen kommt der Mann zurück, froh und munter, meldet sich ab von der Anstalt und geht zum Dienst, geheilt!

Ein anderer, kräftiger Geselle liegt auch schon lange auf der Abteilung, «magenkrank». Zustand stets unverändert, ohne Besserung. Er spricht mit niemandem, gibt ganz lakonische Antworten. Auch die Krankenschwester weiß keine Auskunft über ihn. Nach einigen Wochen hat er Zutrauen zu mir gefasst und bittet mich um eine Unterredung. Er: «Ich will Ihnen sagen, Herr Hauptmann, warum ich krank bin. Wir wurden von unserm Oberstleutnant furchtbar geschlaucht, nachts immer wieder zur Strafe Alarm und Nachtexerzieren. Da plötzlich fasste mich eine unsagbare Wut. Ich fühlte, dass ich mich nicht würde beherrschen können, wenn ich ihn wieder sähe. Da bekam ich eine furchtbare Angst vor mir selbst. Ich sah die Folgen, das Zuchthaus, und da bekam ich das Magenleiden und kam hierher.» Dieser Mann war psychisch krank, aber niemand hatte es bisher erkannt. Ich sprach länger mit ihm, bis er seinen Zustand besser verstand und sein Gleichgewicht wiederfand. Die Magenbeschwerden verschwanden, der Appetit kehrte zurück, der Mann begann wieder zu reden. Vorläufig aber durfte ich ihn nicht zur Truppe zurückschicken, wo er wieder unter dem gleichen Offizier hätte dienen müssen. Ich sandte ihn mit einem ausführlichen Bericht und Antrag an die U. C. zur Dienstdispensation für ein halbes Jahr.

Unser Koch machte seine Sache gut, die neue Diät hatte Erfolg. Magen und Darm der jungen Männer begannen wieder zu funktionieren, und die Seelen klärten sich auf.

Relativ einfache Verhältnisse lagen diesem Beispiel zugrunde. Ich habe unzählige weit kompliziertere erlebt. In beiden Fällen war der Magen das Sprachorgan der Seele, aber er war ja auch, bei der fehlerhaften Ernährung, der schwächste Teil des Körpers.

Mein Bericht ist dem Thema vorausgeeilt. Vom Werden des neuen Arztes, hier des Psychotherapeuten, soll die Rede sein.

Schon viel Gewordenes ist in dem Bisherigen enthalten.

Forel hatte mein Interesse für die Psychologie und die Psychotherapie geweckt. In den ersten Praxisjahren folgte ein Beobachtungsstadium, während welchem ich handelte, wie ich eben konnte. 1897 wurde ich in Wien mit den Forschungen Sigmund Freuds bekannt. Ich lernte die «talking cure», das Abreagieren, die Psychoanalyse kennen, lernte verstehen, was es heißt: Der Hysterische leidet an Reminiszenzen, d. h. an unverarbeiteten, unverdauten Erlebnissen seiner Vergangenheit. Die Psychotherapie erfuhr in der psychoanalytischen Forschung einen gewaltigen Aufschwung. Ein hohes Maß intensiver Arbeit war nötig, um den in den folgenden Jahren veröffentlichten Forschungen Freuds, Stekels, Adlers u. a. zu folgen, und diese Arbeit hatte neben aller andern, neben der Praxis zu geschehen. Ich sage dies, damit man ahne, wie viel Arbeit zum Werden des neuen Arztes über das offizielle Studium hinaus gehört. Ich muss mich vertraut machen mit den «psychischen Mechanismen», der Traumsymbolik, der Traumdeutung, der Volkssymbolik, der Märchenwelt, mit mancherlei Literatur, mit den Religionen aller Völker, den Weisheitslehren und noch vielem anderen. Ein großer Teil meiner Bibliothek entstand damals.

Vieles verdanke ich dieser Arbeit und der bewältigten Literatur, aber die Psychotherapie selbst erlernte ich in der Praxis und durch Innenschau in mich selbst. Die Psychoanalytiker lehrten, um die Psychoanalyse zu erlernen, müsse der Arzt eine Lehranalyse selbst durchmachen. Ich habe eine Anzahl Ärzte als Assistenten gehabt, welche die Lehranalyse durchgemacht hatten. Ich glaube, sagen zu dürfen: Sie lernten erst bei mir Psychotherapie. Psychoanalyse an sich ist keine Therapie, sondern eine Forschungsmethode, die bei der Seelenbehandlung von hohem Nutzen sein kann, wenn – das Andere dabei ist. Das «Andere» steckt im Arzt und ist kaum definierbar. Es setzt voraus innere Berufung, Erkenntnis auf dem Gebiete der Seele, Ehrfurcht vor dem Wunderwerk Seele und dem seelischen Geschehen, eine große Bescheidenheit der Arztperson, eine möglichst weitgehende Wanderung auf dem Wege zur Selbstüberwindung seitens des Arztes nach dem Wort Nietzsches: «Der Mensch ist Etwas, das überwunden werden soll.» Nur soweit der Arzt den Menschen in sich überwunden hat, kann er für einen andern Menschen eine seelische Hilfe werden. Er muss gleichsam verstärkten Anschluss an die ordnende Geistkraft in seiner eigenen Seele gesucht und gefunden haben. W. Lito, der Autor des tiefsinnigen Buches «Das ‹Ich› als Aufgabe» würde sagen: Der Arzt bedarf einer Entwicklung und Reifung seines «Ichbewusstseins». Der heilende Einfluss geht nicht über den Intellekt, sondern über einen ungewollten, unbeabsichtigten Einfluss zwischen Arzt und Patient, einen Einfluss, den ich *Induktion* nenne. Induktion wirkt zwischen beiden. Ist die Seelenkraft des Patienten stärker als diejenige des Arztes, so unterliegt der Arzt der Induktion durch den Kranken. Man kann sich das Resultat denken. Dieser Einfluss geht auch nicht über das Bewusste, über den Willen, über die Absicht, sondern über das Unbewusste. Ist der Arzt eine starke Persönlichkeit, d. h. stellt er seine Person, sein Ich in den Vordergrund, so wirkt er wohl stark induzierend, aber nicht heilend: Der Seelenkranke ahmt ihn nach, wird egozentrisch, eingebildet, überspannt.

Das Beste, was m. E. jemals über Ausbildung und Eignung zum Seelenarzte geschrieben worden ist, fand ich in Tschuang-Tses «Reden und Gleichnisse» unter dem Titel «Mit den Menschen», geschrieben 250 Jahre vor Christi Geburt:

> Yen-Hui nimmt Abschied von Kong-Fu-Tse. Er will hingehen und sein Wissen erproben im Staate Wei, wo ein toller Fürst herrscht, will versuchen, dem Staate etwas Gutes zu erweisen. Kong-Fu-Tse fragt ihn, wie er sich zu verhalten gedenke. Yen-Hui entwickelt seine Pläne, aber Kong-Fu-Tse kann ihnen nicht beistimmen. Yen-Hui fragt nach dem Weg, um zu helfen. Kong-Fu-Tse sagt ihm: «Du kennst wohl das Fasten des Opferbrauches, aber nicht das Fasten des Herzens. Übe Ein-

> heit. Du hörst nicht mit den Ohren, sondern mit dem Verstande; nicht mit dem Verstande, sondern mit Deiner Seele. Aber lasse das Hören bei den Ohren innehalten. Lasse die Arbeit des Verstandes bei ihm selbst innehalten. Dann wird die Seele ein abgelöstes Wesen sein, das den Dingen mit seiner durch kein Tun geschiedenen Einheit antwortet. In solch einem abgelösten Wesen allein kann Tao wohnen. Und dieser Zustand der Ablösung ist das Fasten des Herzens.

Der Seelenarzt muss «Einheit üben», muss «das Fasten des Herzens» erlernt haben. Keine leichte Aufgabe! Sein «Selbst» muss hintan gesetzt werden. So steht es auch schon in den folgenden Worten Lao-Tses:

> Der Himmel ist ewig und die Erde dauernd.
> Die Ursache der ewigen Dauer von Himmel und Erde ist,
> dass sie nicht sich selber leben.
> Darum können sie dauernd Leben geben.
>
> Also auch der Berufene:
> Er setzt sein Selbst hintan,
> und sein Selbst kommt voran.
> Er entäußert sich seines Selbst,
> und sein Selbst bleibt erhalten.
> Ist es nicht also:
> Weil er nichts Eigenes will,
> darum wird sein Eigenes vollendet?

Es war nicht leicht, diese Gedanken zu verstehen, noch viel schwerer aber, ihnen zu folgen. «Du hast einen Weg, aber er ist schwer, ihn zu gehen. Die leichtesten sind nicht vom Himmel», sagt Tschuang-Tse. In der Tat, ich habe mich ehrlich bemüht und manches errungen, aber der Gipfel der Weisheit ist noch ferne. Was immer aber ich gewann, es wurde mir hilfreich in der Seelenbehandlung. Lao-Tse, Tschuang-

Tse, die Inder, Dante, Goethe, Nietzsche u.a. wurden mir Wegweiser und Berater. Sie erst setzten mich in den Stand, auch Christus richtig zu verstehen.

Verirrt, um nicht zu sagen krank, ist heute wohl die Seele jedes zivilisierten Menschen. Dafür sorgen schon die unnatürliche Lebensweise von Kindheit an, der Alkoholismus und die Medikamente. «Nervosität» herrscht nicht nur in den Städten, selbst in der Hütte des einsamen Gebirgstales. Fast möchte ich sagen: Es hängt nur vom Zufall ab, ob einer die Schwelle überschreitet, die zur ausgesprochenen Psychoneurose führt, oder gar jene andere Schwelle zur Geisteskrankheit. Kirche, Predigt, Bibel und manche ernstgemeinten Sekten wirken sicher mehr Gutes, als man ihnen zugesteht, aber sie versagen im Großen und Ganzen gegenüber der Übermacht der vorhandenen Ursachen seelischen Ruins. Sie haben die wichtigste Tatsache nicht erfasst, dass «alles im Physiologischen beginnt». Mit der derzeitigen Missernährung, mit Nachtleben und spätem Aufstehen, mit schlechter Luft und ersticktem Hautleben, mit Alkohol, Nikotin und allen erdenklichen Reizmitteln und dem Dienst am goldenen Kalbe gibt es keine seelische Vollgesundheit, ebenso wenig wie eine Gesundung.

Auch die Männer sind Menschen unserer Zeit. Daran ändert auch die Bildung nichts. Nietzsche lässt Zarathustra sagen, wie er uns fand, als er ins Land der Gebildeten zurückkehrte. Mit Sehnsucht im Herzen kam Zarathustra. Er sah und sagte:

> Aber wie geschah mir? So angst mir auch war, – ich musste lachen! Nie sah mein Auge etwas so Buntgesprenkeltes! Ich lachte und lachte, während der Fuß mir noch zitterte und das Herz dazu: «Hier ist ja die Heimat aller Farbentöpfe!», sagte ich.

> Mit fünfzig Klecksen bemalt an Gesicht und Gliedern: so saßet ihr da zu meinem Staunen, ihr Gegenwärtigen.– –
> Vollgeschrieben mit den Zeichen der Vergangenheit und auch diese Zeichen überpinselt mit neuen Zeichen: also habt ihr euch gut versteckt vor allen Zeichendeutern. – Aus Farben scheint ihr gebacken und aus geleimten Zetteln.
> Alle Zeiten und Völker blicken bunt aus euren Schleiern; alle Sitten und Glauben reden laut aus euren Gebärden.– – –
> Denn so sprecht ihr: «Wirkliche sind wir ganz und ohne Glauben und Aberglauben»: also brüstet ihr euch – ach, auch ohne Brüste!
> Ja, wie solltet ihr glauben *können*, ihr Buntgesprenkelten! – die ihr Gemälde seid von allem, was je geglaubt wurde!
> Wandelnde Widerlegungen seid ihr des Glaubens selber und aller Gedanken Gliederbrechen. *Unglaubwürdige*: also heiße ich euch, ihr Wirklichen!

Wenige werden dieses Urteil über uns verstehen, noch anerkennen, und dennoch ist es erstaunlich richtig. Von klein auf werden wir mit Wertungen, Meinungen, Vorurteilen, Gebräuchen, Sitten, Lebensgewohnheiten übermalt, ehe wir auch nur die Ahnung von Maßstäben besitzen können, um selbst zu werten, selbst ein Urteil zu bilden. Der Druck der Menschenmasse um uns schränkt unsere Selbstständigkeit auf ein Minimum ein, bis wir auf selbstständiges Denken, Werten und Urteilen weitgehend verzichten und Massenmenschen werden. Die Schule gibt uns ein Wissen, das andere ersannen, das in uns nur zum kleinen Teil Erkenntnis werden kann, aber Wissen, das nicht zur eigenen Erkenntnis wurde, bleibt Oberfläche, setzt sich nicht in unser Leben um. Dies gilt auch von der Arztschule in hohem Maße. Der Arzt der Schule hat ein großes Wissen von Arzneimitteln, aber unbeschreiblich wenig Erkenntnis ihrer Wirkung. Er weiß, welche Zerstörungen der Alkohol im Körper, im Nervensystem, in der Seele anrichtet, aber dieses Wissen wird in der Regel nicht zur Erkenntnis, denn er trinkt selbst weiter. Und dies sind nur kleinste Zeichen der Übermalung und Unselbstständigkeit. Was nützen alle Diagnosen, wenn das Wesen der Krankheit nicht zur selbsterrungenen Erkenntnis gehört, aus der ein selbstgebauter Heilplan hervorgeht?

Selbstverständlich gibt es viele Handfertigkeiten und Künste in der Medizin, die man lernen kann und lernen muss, aber Handfertigkeiten und Künste machen einen guten Handwerker, aber keinen wirklichen Arzt. Prießnitz, Kneipp, Rikli, Pfarrer Blumhardt (Bad Boll) sind Beispiele von aus eigenem Grunde geborenen wirklichen Ärzten.

Erziehung und Schulung sind nicht nur notwendige Vorbedingungen des werdenden Arztes, sie sind auch Hindernisse, die überwunden werden sollen. Für niemanden hat das Wort «der Mensch ist Etwas, das überwunden werden soll» mehr Gültigkeit als für den Arzt, insbesondere für den Seelenarzt und den Priester.

Da die Heimat aller Farbentöpfe sich über das Gesamtgebiet der Zivilisation erstreckt, kann es nicht anders sein, als dass jeder seinen Überzug von Farbenklecksen trägt, unter dem verborgen der Restmensch sein unreifes Dasein fristet, auch alle unsere Kranken. Die Restmenschseele des Kranken steckt daher zunächst in den gleichen Nöten, wie die Seele des werdenden Arztes selbst. Nur dort, wo er eigene Not überwand, vermag der Arzt dem Kranken seelische Hilfe zu geben.

Worin bestehen nun diese Nöte der Seele?

Es gibt ein normales Durchschnittswachstum und ein optimales Wachstum der Menschenseele. Dieses Wachstum soll und will sich in gegebenen Beziehungsrichtungen vollziehen.

Die erste Richtung geht über die Beziehung zur Mutter zur Nahrung, zur Erde, zur Menschheit, zum eigenen oder andern Geschlecht, zur Natur.

Die zweite Wachstumsrichtung geht über die Beziehung zum Vater zum Einsatz des Willens, zur Werktätigkeit, zur Klugheit, zur Überwindung von Hindernissen, zum Ordnungsprinzip, zum Geist, zum Schöpfer, aber auch zum Männlichen.

Die dritte Wachstumsrichtung geht über die Beziehung zum Ich zu inneren Werten, zum Gemüt, zur Seele, zum Bewusstsein, zur Offenbarung, zur Intuition, zur Erleuchtung und damit wiederum zu Gott.

Die vierte Wachstumsrichtung geht über die Beziehung zum Du zum Wir, zur Gemeinschaft und zum Staate.

Das Gelingen dieses seelischen Wachstums ist von gar vielen Faktoren abhängig. Erstens von der ererbten und angeborenen Gesundheit des Kindes, von seiner Pflege und Ernährung, vom Wesen der Mutter und des Vaters, der Pflegepersonen, der Erzieher, Lehrer, Kameraden, von sozialen Verhältnissen, von den Ereignissen in der Umwelt. Alles, was da von außen auf die wachsende Seele einwirkt, muss von ihr verarbeitet, verdaut, assimiliert werden, und diese Seelenarbeit geschieht gemäß der Stärke des Bewusstseins, die so oft der gestellten Aufgabe noch nicht gewachsen ist. Alle Fehler, Unreifen, Verirrungen, alle Unwerte der Eltern, Pflegepersonen und Erzieher machen sich ebenso geltend wie ihre Tugenden und Werte. Je nachdem gestalten sich die Beziehungen positiv oder negativ, oder auch in Mischungen von positiv oder negativ. Sowohl die Vater- wie die Mutterbeziehung können verkümmern, verbogen, im Wachstum gehemmt oder stillgestellt werden. Mit dem Negativwerden oder Misslingen dieser Grundbeziehungen misslingt auch die Ichbeziehung. Wachstumsstillstand führt zu dem heute so häufigen Infantilismus der Seele. Negativität und Richtungsverbiegungen führen zur Seelenkrankheit, zur Psychoneurose, und schließlich zur seelischen Verkrüppelung.

Normales Wachstum der Seele wird begleitet von einer Kraftstimmung, die wir *Vertrauen* nennen, jede Störung aber führt zu Vertrauensverlust, der sich in Misstrauen, Lebensfurcht, Unmut, Gemütsverstimmung und negativen Affekten wie Trotz, Neid, Hass, Verzweiflung usw. kundgibt. Der Vertrauensverlust erzeugt die sogenannten Minderwertigkeitsgefühle, die so häufig mit unberechtigtem Überwertigkeitswahn überbaut werden. Das Misstrauen gegen die Mitmenschen kann sich steigern zu Verfolgungsideen usw.

In diesen Irrgarten menschlichen Seelenlebens führte mich schon das Jahr 1897. Ich erinnere mich hier an einen der allerersten Fälle.

Ich sitze in meinem Studierzimmer. Es ist abends 6 Uhr. Die Hausglocke läutet. «Eine Dame wünscht Sie zu sprechen», wird gemeldet. Sie kommt und erzählt: «Seit vierzehn Tagen gehe ich immer wieder um Ihr Haus herum, aber erst heute fand ich den Mut, anzuläuten.» Die 55-jährige Frau entlud nun, täglich für eine Stunde wiederkehrend, in vierzehn Tagen ihre Seelenlast. Es war eine «talking cure», wie sie im Buche steht, nur ohne Hypnose. Infolge disharmonischen Ehelebens hatte die Frau schließlich im Geheimen zu trinken begonnen und war dabei «in den Nerven heruntergekommen». Versuche, sich ihrem Hausarzt anzuvertrauen, waren stets gescheitert, da er sie nicht ernst nahm. Das Aussprechen wirkte augenscheinlich wohltuend und befreiend. Mit gutem Willen befolgte sie meine Wegweisungen. Da auch der Mann und die Kinder auf mich hörten, gestalteten sich die folgenden Lebensjahre um vieles besser.

In den folgenden Jahren seelenärztlicher Tätigkeit wurde mir klar, dass die Seelenkrankheit ein Problem jenes großen Lebensprinzipes ist, das Richard Semon die *Mneme* genannt und erforscht hat, über welchem indessen der ordnende Einfluss des Geistes, also die Stärke des Bewusstseins waltet. Ich habe darüber zwei Bände unter dem Titel «Der Menschenseele Not, Erkrankung und Gesundung» und auch noch anderes geschrieben.

Die *Mneme* ist das mit lebender Schrift geschriebene «Buch des Lebens». Ordnungsgesetze walten in ihr. Sie ist die Trägerin der Bau- und Aktionspläne des menschlichen Organismus, des Erfahrungserwerbes seit Tausenden von Generationen, seit Adam und Eva, des Lebensinhaltes und der Handlungen der Vorfahren und endlich des gesamten Erlebens und Tuns der Person seit der Geburt. Sie ist die unterirdische Höhle, aus der Aladin seine Wunderlampe holte, die ihm den Geist dienstbar machte. Sie ist aber auch das Inferno Dantes und der Urgrund der indischen Lehren von der Reinkarnation und dem Karma.

Das Wachstum oder der Misswuchs, das Unverarbeitete und Unverdaute, die Verkrüppelung des Seelischen seit der Geburt bis zum heutigen Tage stehen in der Mneme geschrieben als Inschriften oder Engramme, als Engrammkomplexe und als Engrammschatz. Jede Beziehung hat ihren besonderen Engrammkomplex, so den Mutter-, Vater-, Ich-, Du- und Wir-Komplex. Ihr Inhalt bildet sowohl den Reichtum des Unbewussten als auch – wie ein Autor richtig sagte – des Letzteren Gerümpelkammer.

Eines der Hauptgesetze des mnemischen Geschehens lautet:

Die Wiederkehr eines Bruchteiles einer früheren energetischen Situation (eines Erlebnisses) erweckt – ekphoriert – die ganze Originalerregung in der Seele. Das gebrannte Kind fürchtet das Feuer. Nach diesem Ekphoriegesetz antwortet die Seele des Menschen auf die Reize des gegenwärtigen Augenblickes. Er reagiert daher nicht einfach auf die Gegenwart, sondern gemäß seiner Vergangenheit. Seine Vergangenheit wirkt bestimmend in seine Gegenwart hinein, determiniert also sein Handeln, Fühlen und Denken. Auf dieser Beobachtung basiert die Lehre vom Determinismus. Nur die Bewusstseinsstärke vermag hier einzugreifen und der mnemischen Reaktion Einhalt zu gebieten, nur auf ihr basiert der «freie Wille». Da aber der Durchschnittsmensch mit geschwächtem bzw. ungenügend entwickeltem Bewusstsein lebt, herrscht die mnemische Reaktionsart vor. Sie bildet das, was wir Charakter nennen.

Der geübte Blick des Seelenarztes kann infolge dieses Sachverhaltes aus der gegenwärtigen Reaktion eines Menschen, insbesondere des Seelenkranken, vergangenes Erleben herauslesen, sich über die Lage in den Beziehungsrichtungen orientieren, wie es mit dem Vater-, Mutter-, Ich-Komplex steht, ob Kindheitserlebnisse die Seele irreführten und gefangen halten.

Ein Beispiel: Der 61-jährige tüchtige und erfolgreiche Kaufmann K. leidet an Schlaflosigkeit, nervöser Erregtheit und an einer sehr quälenden Krebsphobie. Er wurde schon jahrelang von andern Ärzten behandelt. In sich wiederholenden Rückfällen packt ihn die Angst, dass er einen Zungenkrebs habe. Jedesmal sucht er einen Harley-Street-Doktor auf, der ihn gründlich untersucht und feststellt, dass keine Spur von Zungenkrebs da ist. Die Beruhigung dauert indessen nur kurze Zeit. Schließlich sucht er meine Behandlung auf. Ich frage ihn: «Sehen Sie irgendetwas Besonderes, wenn die Krebsangst über Sie kommt?» – Er: «Ja, ich sehe den Chirurgen mit erhobener Hand, in der ein Messer ist, auf mich zukommen.» – Ich: «Wie sieht denn dieses Messer aus?» – Er: «Das ist gerade das Merkwürdige. Es ist das gleiche Messer, mit dem ich als Knabe jeweilen den Hähnen in den Hals fuhr, um sie für die Küche zu töten.» – Dies war ein Kindheitserlebnis, an welches sich die ganze Neurose anschloss. Eine lange Geschichte folgte. Der Patient hatte neben seinem gewöhnlichen Leben ein Doppelleben *als Hahn* geführt, das ich hier nicht erzählen will. Dieses Hahnleben bedrückte als moralische Schuld sein Gewissen. Als Strafe sollte er den Tod des Hahns erleiden. Daher die Zungenkrebsphobie. Der Patient fand Heilung und starb im 81. Lebensjahre an einer Grippepneumonie.

Warum hatte ihn keiner der früheren Ärzte nach seiner Messervision gefragt? Warum hatte er keinem von ihnen von seinem Doppelleben erzählt? Nur eines sei hier noch gesagt: Die seelische Belastung, die ein solcher Seelengesundungsprozess auf den Arzt legt, ist keine Kleinigkeit. Darf ich es Ihnen sagen: Sie bedeutet ein Selbstopfer! Doch Mühe und Opfer finden ihren Lohn. Nicht etwa in klingender Münze, selbst nicht nur im Heilresultat, das man niemals voraus versprechen kann, aber in der stetig wachsenden Kenntnis des Seelenlebens und des Wirkens des Geistes.

Ich berichtete Ihnen von der Größe und dem Wunder des Kunstwerks der Schöpfung, das wir *Leib* nennen. Noch viel größer und wunderbarer ist das Kunstwerk *Seele* und zuletzt die *Einheit Leib-Seele-Geist*. Vom Kunstwerk Seele wusste der alte Arzt in mir wenig mehr als der Laie. Um aber seelenkundig zu werden, um in die Gesundheit, die Krankheits- und Leidensnot der Menschenseele Einsicht zu gewinnen und dem ordnenden Geiste den Weg zur Wiedergesundung zu öffnen, um also zur Seelenbehandlung auch nur einigermaßen fähig zu werden, bedurfte es einer unablässigen Arbeit. Um es bildlich zu sagen: Zuerst galt es, die Dämonen in der eigenen Brust zu überwinden, dann im Du, das als Patient dastand. Nicht Gelehrter und Ungelehrter stehen sich gegenüber, sondern Mensch und Mensch. Nur um diesen Preis wird der Seelenarzt, der neue Arzt. Der Preis aber ist gleichzeitig inneres Wachstum und Einsicht in ein Reich, das da nicht ist von dieser Welt.

Dem Arzt fällt insbesondere die Aufgabe zu, die Entwicklungsstörung der Vaterbeziehung zu lösen und die Bahn für ihr normales Wachstum frei zu machen. Für die Lösung des krankhaften Mutterkomplexes bedarf es der Mitwirkung einer seelenkundig geschulten und innerlich gereiften Frau bzw. Krankenschwester. Von dieser müsste ich Ihnen einen analogen Werdegang berichten wie vom neuen Arzte. Damit ist auch gesagt, welche Bedeutung einem aus seelenkundigen Ärzten und Schwestern zusammengesetzten Milieu für die Heilbehandlung zukommt, einem Milieu, das ich eine «therapeutische Organisation» nannte. Es müssen sich darin Vater- und Mutterprinzip zu gemeinsamem Werke vereinen.

Denn wo das Strenge mit dem Zarten,
Wo Starkes sich und Mildes paarten,
Da gibt es einen guten Klang.

7. Der neue Arzt als Körper- und Seelenarzt

Den steilen Pfad vom alten zum neuen Arzte bin ich gegangen, soweit es mir möglich war. Andere vor und nach mir mögen ihn weiter gegangen sein oder weiter gehen und höher steigen als ich, sehe ich doch selbst noch unbetretene Perspektiven vor mir. Das letzte Ziel ist noch nicht erreicht, der höchste Gipfel noch nicht bestiegen.

Von dem Standort aus, auf dem ich angelangt bin, geht mein Blick zurück auf den Ausgangspunkt meiner ersten Praxisjahre. Es ist ein wesentlicher Unterschied zu sehen. Er beginnt schon bei der Krankheitserkennung – wie wir sagen – bei der Diagnose, setzt sich fort auf die Beurteilung der Krankheitslage, der Heilaussichten und endet in der Therapie.

Die Körperuntersuchung ist zunächst gleich wie in der Schule. Es werden das Krankheitsbild, die Krankheitskategorie, der pathologisch-anatomische Befund festgestellt, alle Beschwerden des Kranken und alle Symptome zur Kenntnis genommen, das Alter beachtet und die Konstitution eingeschätzt. Neu ist dabei die Kontrolle und Wertung des Gebisszustandes. Der alte Arzt wusste recht wenig von den Zahnkrankheiten und ihrer Bedeutung. Der neue Arzt weiß, dass die Zahnkaries ein zuverlässiges Zeichen eines tiefgehenden

Nährschadens des Gesamtorganismus ist. Er weiß auch, dass die Zahnfleischerkrankung, die Tascheneiterung (Alveolarpyorrhöe) und Zahnlockerung, jener Gebisszustand, der Paradentose genannt wird, eine konstitutionelle Nährschadenentartung des Gesamtorganismus anzeigt, die heute sogar als Vorstufe der Krebskrankheit gewertet wird. Er sieht die wurzelplombierten Zähne, die Goldkronen, die Brücken und weiß, dass sie in einem hohen Prozentsatz Träger von septischen Infektionsherden, «Mausoleen über der Sepsis», sind und daher in dem missernährten Körper als sekundäre Ursachen die schwersten Erkrankungen ferner Organe, auch des Herzens und der Gelenke (chronische Arthritis), erzeugen können. Er kontrolliert daher auch die Körpertemperaturen tief im Darm, mikroskopiert die Haut-und Lippenkapillaren, studiert das mikroskopische Blutbild, fahndet nach fibrillären Muskelzuckungen an den Fußsohlen usw.

Weit gründlicher als früher orientiert er sich über die Darmfunktion, denn er weiß, dass bei der derzeit allgemein üblichen Missernährung der zivilisierten Nationen Stuhlverstopfung, selbst dort, wo tägliche Stuhlentleerung vorhanden ist, Eiweißfäulnis im Darm und deshalb schleichende Blutvergiftung aus dem Darm (intestinale Toxämie) eine hochernste sekundäre Krankheitsursache ist, die ebenfalls auf einen nährgeschädigten und geschwächten Organismus ihre Wirkung ausübt. Er examiniert selbstverständlich auch die morphologische Beschaffenheit und die chemische Zusammensetzung, ja selbst die kolloidalen Eigenschaften des Blutes und bedient sich der genauesten Harnanalysen.

Mit der so gewonnenen pathologisch-anatomischen, mikroskopischen und röntgenologischen Diagnose ist er aber noch nicht zufrieden. Er bedarf noch einer Diagnose des Werdens der Krankheit. Hierzu dient ihm die Kenntnis der Ordnungsgesetze des Lebens (siehe Kap. 4 und 5). Er lässt sich nicht nur die Krankheitsgeschichte, sondern auch die Lebensgeschichte und insbesondere die Ernährungsgeschichte des Kranken erzählen, stellt durch Fragen die wichtigen Tatsachen fest und gewinnt so das Bild der Unordnungen, welche als Grundursachen des konstitutionellen Zustandes und der Erkrankung gewirkt haben.

Die Feststellung der individuellen Unordnungssumme und der Dauer ihres Einwirkens ist für den neuen Arzt noch wichtiger als die pathologisch-anatomische und bakterielle Diagnose, denn sie erst gibt Wegweisung für die ursächliche Therapie. Es gehört zu seiner Erkenntnis, dass sowohl der pathologisch-anatomische als auch der bakterielle Befund eine sekundäre Bedeutung haben. Aus der neuen Ernährungsforschung weiß er, dass eine bestimmte Schadennahrung ganz verschiedene Organe angreifen, ganz verschiedene Krankheitsformen erzeugen kann. So erkrankten die Affen McCarrisons bei hitzeverändertem Futter an chronischer Kolitis, 30 % aber an Magen- und Zwölffingerdarmgeschwüren; die Meerschweinchen Stiners bei im Autoklaven gekochtem Futter an schwarzer Zahnfäule, Zahn- und Kiefererweichung, an Kropf, an Skorbut, an Anämie, an deformierender Arthritis und an Lungenkrebs. Durch Kalkmangel im Futter kann man die Größe, die Knochenstruktur, die allgemeine Gesundheit und die Intelligenz, ja selbst die Gemütsart der Ratten beeinflussen. So werden sie dabei streitlustige Kannibalen, die übereinander herfallen und sich gegenseitig zerreißen. Gibt man solchen Ratten wieder genug Kalk zum Futter, so werden sie wieder freundlicher und lagern sich wieder in Haufen zum Schlafe.

Die Rinder des Wisconsin-Experimentes erkrankten bei einem einseitigen, wenn auch natürlichen Futter, das nach der alten Ernährungslehre vollwertig sein sollte, am Fell und an der Fortpflanzung. Bei der Beriberikrankheit erkranken die Verdauungsorgane, die Kreislauforgane, das Nervensystem und die Muskulatur. Solche Beispiele und Tatsachen gibt es in Hülle und Fülle. Auch ist durch viele Experimente und Beobachtungen nachgewiesen, dass die gleichen Bakterien dem richtig ernährten Körper nichts anhaben können, während sie den fehlerhaft Ernährten angreifen und die entsprechende Infektionskrankheit erzeugen.

Die Beriberi ist ein Beispiel, sagt McCollum, dass die Pathologen unfähig waren, die Ätiologie einer solchen Krankheit zu erkennen. Ohne Kenntnis der Ätiologie (Verursachung) gibt es keine zweckmäßige, ursächliche Therapie.

Nun sind die Unordnungen eines Menschen unserer Zeit mannigfaltiger und vielfacher zusammengesetzt, komplexer als in irgendeinem Experiment, dies schon im Ernährungsgebiet allein. Nach den verschiedenen Übertretungen des Gleichgewichtsgesetzes, nach Mängeln und Überschüssen, nach der Übertretung des Organisationsgesetzes durch hitzeveränderte, sterilisierte, vergorene und verlagerte Nahrung, nach dem Umfang des Kochsalz-, Reiz- und Rauschmittelkonsums, nach der Verletzung des Ökonomiegesetzes und nach schädlichen Ernährungsgewohnheiten ist zu fahnden. Es folgen dann die sehr wichtigen Unordnungen in den Beziehungen zur unbelebten Umwelt und zugleich auch in den seelischen Beziehungen, von denen im 6. Kapitel die Rede war.

Die Frage nach dem Einfluss von Unordnungen muss sich selbst auf die Zeit vor der Geburt, auf die Bedingungen des intrauterinen Lebens bzw. auf die Lebensbedingungen der Mutter erstrecken, dies auch in Bezug auf die Stillzeit. Endlich lehrt uns auch wieder die neue Ernährungsforschung sowie auch die Vererbungslehre bzw. die Lehre von der Keimplasmaschädigung, dass Ernährungsfehler von den Vorfahren auf den Nachwuchs unheilvoll wirken, weshalb auch dieser Frage eingehende Aufmerksamkeit geschenkt werden muss, wobei auch die Krankheiten und Todesursachen der Vorfahren manchen Aufschluss geben. Was ich hier sagen kann, sind ja nur Andeutungen, gar manches muss unausgesprochen bleiben. Es dürfte jedoch damit klar geworden sein, dass die Diagnose des neuen Arztes um vieles umfassender geworden ist als die übliche Diagnose, ja, es dürfte selbst genügen, um sichtbar zu machen, wie sich an diese Diagnose folgerichtig die Ordnungstherapie anschließt.

Die Erkennung des individuellen Unordnungskomplexes ist m. E. die wesentliche und notwendige Ergänzung der bisherigen klinischen Diagnose. Weil «die Therapie noch sehr im Argen liegt» (Sihle), bildet man sich auf die Güte dieser diagnostischen Kunst zu viel ein. Man scheint zu vergessen, dass es von dieser Diagnose zur Therapie keine Brücke gibt. Erst der Unordnungskomplex als Grundursache der Krankheit gibt uns die Brücke. Unser Denken wurde allzu lange vorwiegend durch die Mikroben beherrscht, während die natürliche Abwehrkraft des Organismus zu wenig Beachtung fand. Noch sieht man lange nicht genügend ein, dass die klinische Diagnostik unter erschreckender Unwissenheit über die Auswirkungen der Nahrung im menschlichen Organismus aufgebaut wurde und heute einer gründlichen Revision bedarf. Mag man es auch hochmütig bestreiten, um den Einfluss gestörter Beziehungen zur unbelebten Umwelt, zur Sonne, zur Luft, zur Temperatur, zur Bewegung bzw. zur Schwerkraft hat man sich viel zu wenig gekümmert, weshalb auch die Auswirkungen dieser Einflüsse in der Diagnose keine nennenswerte Rolle spielen. Ebenso ungenügend wurden in der Diagnostik die Auswirkungen der sekundären Krankheitsursachen, der Oralsepsis, der intestinalen Toxämie, der fokalen Toxikosen, beachtet, die stets auf einem alimentär und konstitutionell geschwächten Organismus ihre unheilvolle Rolle spielen und erst in allerneuester Zeit von einer relativ kleinen Zahl einsichtiger Autoren gegen harte Widerstände erforscht und ins Blickfeld der Diagnostik gebracht werden.

An ihren Früchten sollt ihr sie erkennen! Noch heute «gibt» der Arzt der Schule beispielsweise bei der Konstipation Abführmittel, bei der Migräne Migränin und Phenacetin, beim Rheuma Salizylpräparate, bei der Gicht Atophan statt Heilernährung und Ordnungstherapie. Und wie viele andere Beispiele solcher «Therapie» könnten hinzugefügt werden! Keines der genannten Mittel zeugt auch nur ein Jota von Gesundung im Körper, wohl aber mehren sie die Krankheiten durch unnatürliche Reize, durch «Peitschenhiebe» – wie Sihle sagt – und schaden dem Kranken, weil, ihrer symptomatischen Wirkung wegen, die ursächliche Hilfe wegfällt.

Nicht nur die Kranken, auch die Ärzte wählen hier die «angeblich kürzeren Wege», von denen Nietzsche sagt:

> Die «Wege». – Die angeblichen «kürzern Wege» haben die Menschheit immer in große Gefahr gebracht; sie verlässt immer bei der frohen Botschaft, dass ein solcher kürzerer Weg gefunden sei, ihren Weg – und *verliert den Weg*.

Es ist gewiss viel «kürzer», ein Rezept zu schreiben, als den Kranken über seine Unordnungen aufzuklären, ihn Ernährungs- und Lebensordnung zu lehren und ihn für die Durchführung derselben zu gewinnen.

Doch gibt es da keine Wahl: Um *den Weg* wieder zu finden, bedarf es der ergänzten Diagnose, und um ihn zu gehen, muss der neue Arzt viel Mühe auf sich nehmen und mit seiner Therapie von der Schule abrücken.

Mit der Ordnungstherapie stößt er nun auf ein erstes großes Hindernis: auf die durch mancherlei Vorurteile und Irrtümer verdeckte, bei der heutigen Schulung erstaunliche *Unwissenheit* der Kranken in den Fragen des Lebens und der Gesundheit. Unter den Tausenden von Kranken, die, in der Regel nach erfolgloser Vorbehandlung, zu mir kamen, wusste nicht einer, warum er eigentlich krank geworden war. Dieser Unwissenheit und all den Vorurteilen ein Ende zu bereiten, ist die *erste therapeutische Aufgabe* des neuen Arztes, und sie ist keine kleine Aufgabe. Ihr Gebiet erstreckt sich über sämtliche Beziehungen des Menschen zur unbelebten und belebten Umwelt und zu sich selbst. Er stößt dabei auch auf die Gedanken, welche sich der Kranke über seine Krankheit macht. Sie sind oft von großer Bedeutung, wie schon die folgenden Worte Nietzsches sagen:

> *Die Gedanken über die Krankheit!* – Die Fantasie des Kranken beruhigen, dass er wenigstens nicht, wie bisher, *mehr* von seinen Gedanken über seine Krankheit zu leiden hat als von der Krankheit selber, – ich denke, das ist etwas! Und es ist nicht wenig! Versteht ihr nun unsere Aufgabe?

Es ist in der Tat auch schon ein Stück Seelenbehandlung, dem Kranken das Wesen und den Sinn seiner Krankheit verständlich zu machen und ihm dadurch den Blick auf den ursächlichen Heilweg zu öffnen.

Mit der Erklärung der ursächlichen Zusammenhänge der Krankheit mit der Lebensführung verbunden, wird der neue Arzt die Ordnungsgesetze der Ernährung und aller Lebensbeziehungen lehren und den Patienten für Nachachtung derselben gewinnen. In jedem Falle, wo immer eine Wiedergesundung noch im Bereiche der Möglichkeit liegt, wird er für Heilernährung, für Körperpflege und -stärkung durch individuell geordnete Luft-, Wasser- und Sonnenkur, durch geeignete Bewegungskur und durch rhythmische Tagesordnung – frühe Bettruhe und Frühaufstehen – sorgen.

Versteht es der Arzt, das Verständnis des Kranken so lebendig zu erwecken, dass dieser entschlossen und mutig an die Ausführung geht und mitwirkt, so ist der Sieg schon halb gewonnen.

Ortega y Gasset hat in seinem Buche «Der Aufstand der Massen» von der *Unbelehrbarkeit* des gelehrten und ungelehrten Massenmenschen geschrieben, die in der Gegenwart so stark verbreitet ist. Während der Arzt der alten Art diese Unbelehrbarkeit in der Regel durch sein Latein umgeht, tritt sie dem neuen Arzt da und dort entgegen. In diesem Falle zieht er sich bescheiden zurück und rät dem Kranken, zu einem Arzt von dem Geist, den er versteht, zu gehen. Halbheiten und Kompromisse führen nicht zur Gesundheit. Es gibt genug Kranke, welche bereit sind, zu hören und zu lernen. Die Krankheit, das Leiden und die Not machen auch den Massenmenschen mürbe.

Man kann auch erst in der zwölften Stunde mürbe werden. Davon will ich einige Beispiele erzählen:

Herr Dr. K., ein Zahnarzt, liegt mit 61 Jahren auf der chirurgischen Klinik. Er soll wegen schwerer Gallenblasenentzündung operiert werden. Seit 20 Jahren litt er an Angina Pectoris, einem schweren Herzleiden. Dazu gesellte sich eine Erkrankung der Verdauungsorgane, die schließlich auch die Gallenblase ergriff. Auf der Klinik bekommt er einen Herzanfall, der 13 Stunden dauert. Der Internist erklärt eine Operation für ausgeschlossen. Die Lage scheint hoffnungslos. Da bringt ihm ein Freund meine Bücher über «Ernährungskrankheiten» und «Früchtespeisen und Rohgemüse». Er stellt sofort seine Ernährung auf strengste Heilkost (pflanzliche Rohnahrung in entsprechender Zubereitung) um, schiebt selbst Fastenzeiten ein und – die Genesung beginnt. Fünf Jahre später schreibt er mir einen Brief, schildert darin sein Leiden und seine völlige Gesundung. Er arbeitet wieder in seinem Beruf wie seit 25 Jahren nicht mehr.

Die 50-jährige Frau L. liegt im Privathospital an einer Leberzirrhose mit Bauch- und allgemeiner Wassersucht erkrankt. Ihr vorzüglicher Internist hat sein Äußerstes getan, um sie zu retten. Auf Zureden eines vor Zeiten bei mir behandelten Kollegen hin ändert er schließlich sein Regime einigermaßen nach meinen Lehren. Nach einigen Wochen hat er den Eindruck, dass eine leise Besserung eingetreten ist, und ersucht mich, nach der acht Bahnfahrtstunden entfernten Stadt zu einer Konsultation zu kommen. Infolge dieser Konsultation erhält nunmehr die Kranke während der folgenden 6 Wochen ausschließliche vegetabile Rohnahrung in flüssiger und normaler Form und wird mit entsprechender Körperpflege behandelt. Es war vor Weihnachten 1937. Anfang Februar 1938 erhielt ich einen Bericht von ihrem Arzt: Wassersucht völlig verschwunden, Takata-Reaktion nur noch Spuren. Im Mai kam ein weiterer Bericht: Es geht der Patientin gut, wenn sie sich an die verordnete Heilnahrung, nunmehr aus vorwiegend Rohkost mit Beigabe von etwas pflanzlicher Kochkost, hält.

Der kanadische Arzt Dr. Jackson beschreibt in einem Buch mit dem Titel «How to be allways well» seine Gesundung von schwerster Krankheit und erweitert diesen Bericht mit eingehender wissenschaftlicher Begründung und vielen Erfahrungen an seinen Patienten. Von jung auf herzleidend, immer wieder ärztlich behandelt und trotz allen Medikamenten, war er im fünfzigsten Lebensjahre so schwer krank geworden, dass ihm eine erste Autorität noch 4 Monate Lebensmöglichkeit gab. Zu dem Herzleiden hatte sich auch noch der grüne Star (Glaukom) gesellt. Gehen konnte er nur einige Schritte auf ebenem Boden, Treppensteigen war nicht mehr möglich.

Da entschloss sich Jackson, seine Lebensweise total zu ändern. Er ging zu rein vegetabiler Heilnahrung mit reichlicher Rohkost über, begann, zuerst nackt im Bett liegend, Atem- und Körperübungen zu machen, allmählich ging es stehend. Als er sich beim Stehendturnen erwärmen konnte, fügte er eine kalte Waschung hinzu. Unter Luftbaden und Sonnenkur – er schreibt: «Ich trug nur noch so viel Kleidung, wie das Gesetz erlaubt» – begann er nun auch im Freien zu marschieren, steigerte diese Übung allmählich auf 10, 20 bis 30 Kilometer pro Tag. Mit 66 Jahren konnte er mit einem Radsportsmann zusammen eine Radfahrtreise von 1300 amerikanischen Meilen während 19 Tagen ausführen, die er besser durchhielt als der Sportsmann. Kürzlich erhielt ich von ihm einen liebenswürdigen Brief mit zwei Fotografien in seinem 80. Lebensjahre. Das eine der Fotos zeigt seinen wunderbar entwickelten athletischen Körper. Er marschiert jetzt noch täglich 21 Kilometer, hält noch Vorträge und ist ein Bild der Gesundheit. Medikamente hat er seit seinem 50. Lebensjahr nie mehr genommen, seinen Körper nie mehr mit warmem Wasser berührt. *Der grüne Star ist ebenfalls ausgeheilt.* Ein Jugendfreund von mir, der nach Amerika auswanderte und Dr. Jackson persönlich kennt, bestätigte mir in einem ausführlichen Bericht alle Angaben dieses heroischen Arztes. Mir schrieb er, dass er hoffe, bald nach Europa kommen und auch mir einen Besuch machen zu können.

Diese drei schwer chronisch kranken Menschen waren bei autoritativer Schultherapie bis an den Rand des Grabes gekommen. Als keine Hilfe mehr möglich schien, hat die Rückkehr ins Reich der Ordnungen sie gerettet.

Der individuelle Unordnungskomplex, also die Grundursache der Erkrankung, ist in den Gewohnheiten der Person tief verankert. Die Rückkehr ins Reich der Ordnungen bedeutet deshalb Selbstüberwindung. Selbstüberwindung aber ist ein psychotherapeutischer Akt hohen Ranges. Neben der Ordnung der Gedanken über das Wesen und den Sinn der Krankheit und der Offenbarung des Heilweges ist dies die zweite psychotherapeutische Tat der Ordnungstherapie, diesmal vom Patienten selbst vollbracht. Ihr folgt das dritte psychotherapeutische Geschehnis: die Aufhellung der Empfangsorgane für den geistigen Einfluss durch die Entgiftung des wohlgeordneten Lebens beginnt ein anderes Denken und Fühlen, das mit den Jahren mehr und mehr sich geltend macht. Ich erinnere hier nur an die Streitsucht der Kalkmangelratten und an die Friedfertigkeit der Kalkfutterratten. Derartige Unterschiede gibt es beim Menschen in weit höherem Maße, als bisher geglaubt wird. McCann weist auf diesen Sachverhalt namentlich bei Kindern hin. Ich möchte es so ausdrücken: Die missernährte «zivilisierte» Menschheit muss sich wegen ihrer Lebensunordnung in der Familie, in der Gemeinde, im Staate und international gegenseitig zerreißen und vernichten. Sie leidet allgemein an geistiger Schwäche, an vermindertem Bewusstsein, anders gesagt, an Gottferne und deshalb an Lebensfurcht und Vernichtungsdrang.

Ist dieser Grund für die Gesundung von Körper und Seele errungen, so folgt im Rahmen der Ordnungstherapie bzw. im Reiche der Ordnungen die spezifische Psychotherapie. Auch hier gibt es eine Bahn, die der Kranke selbst gehen muss, während der Arzt nur die Rolle eines Führers übernehmen kann. Sie führt zu systematischen Übungen in der Aufmerksamkeit auf die Einströmungen aus dem innern geistigen Pol, zu einem Wachstum des Ichbewusstseins – wie die alte Weisheit sagte – zur Wiedergeburt im Geiste. Dies innere Geschehnis ist im Allgemeinen dem Europäer fremd, während der Osten ihm in seinen Weisheitslehren einen höchsten Platz einräumt. Es handelt sich bei diesen Übungen um eine zeitlich begrenzte Ablösung von der Wirklichkeit, um ein absichtliches Abstellen des bewussten Denkens, um die Herstellung einer Leere im Bewusstseinsfeld, um eine innere Stille, ein inneres Schweigen, um die Konzentration auf einen einzigen großen Gedanken, auch auf die Betrachtung einer Blume und schließlich um die Aufmerksamkeit auf Eingebungen. Aus dieser Übungsstunde geht der Mensch gestärkt, furchtlos und geklärt an sein Tagewerk.

Der persische Religionsstifter Zarathustra verließ im dreißigsten Lebensjahre seine Heimat, ging in die Provinz Aria und lebte dort zehn Jahre in der Einsamkeit, während welcher Zeit er die Zend-Avesta verfasste. Buddha lebte sieben Jahre in der Einsamkeit, bevor er zu lehren begann. Christus ging in die Wüste, wo er «fastete». Tschuang-Tse spricht vom «Fasten des Herzens» und lehrt «Übe Einheit».

Von Gandhi wird berichtet, dass er jeden Tag am frühen Morgen eine Stunde in den Upanishaden liest, dann eine Stunde meditiert und dann sein Tageswerk beginnt. Frau David-Neel berichtet ausführlich über die Meditationsübungen der Tibetaner. Die Engländerin Adela Curtis verfasste Bücher über «die neue Mystik» und «den Weg des Schweigens». Die Oxfordbewegung lehrt ihre Anhänger «die stille Stunde». Werden solche Übungen richtig durchgeführt, so mehren sie die Ordnung im Seelenleben und damit die seelische Gesundheit.

Der Bewusstseinsstärkung durch solche Übungen bedarf nun in erster Linie der Arzt selbst, der tagtäglich mit den Seelennöten und der Lebenstragik der Leidenden und Kranken zu tun hat. Kennt er einmal ihre stärkenden, gesundheitlichen Wirkungen, so ist er auch fähig, die Bedürftigen unter seinen Patienten damit vertraut zu machen.

Um in das Seelenleben einzudringen, muss sich der Arzt nach bester Möglichkeit mit allem bekannt machen, was die Menschheitsgeschichte und die Geisteswissenschaft darüber zu berichten wissen, denn mit dem Seelenproblem haben sich ja die größten Denker aller Zeiten beschäftigt. Man findet die Ergebnisse ihres Forschens und Erkennens schon in symbolischen Verkleidungen in den alten Kulten, Sagen und Märchen, so in der Herkules-, Prometheus- und Ödipussage, dann in den alten Weisheitslehren und Religionen, in der Zend-Avesta des Zarathustra, in den Lehren des Kong-

Fu-Tse, in der Taolehre des Lao-Tse und Tschuang-Tse, im Buddhismus, im Alten und Neuen Testament, im Koran, in den Upanishaden, in der Samkhyalehre, in der Yogalehre; weiter bei den griechischen Philosophen Heraklit, Plato, Plutarch. Das Mittelalter brachte ein Wiedererwachen der Erforschung des Seelenlebens. Dante Alighieri schrieb seine «Divina Commedia».

Es traten die Mystiker Suso, Böhme, Angelus Silesius, Eckehart auf der Bühne der Welt auf. Die Renaissance entstand. Auf medizinischem Gebiet kam Erneuerung durch Bombastus Paracelsus von Hohenheim. Dann kam die Zeit der erkenntnisreichen Werke der Klassiker (Goethe, Schiller, Lessing, Kleist), der Romantiker (Novalis), der Philosophen (Kant, Hegel, Schopenhauer usw.), und darauf folgte die Fülle wertvoller Schriften von Denkern der neuesten Zeit, in der Schweiz Jeremias Gotthelf, Gottfried Keller, Hilty, Spitteler; in Frankreich Zola und Henry Bordeaux u. a.; im anglo-amerikanischen Gebiet Walt Whitman, Ralf Waldo Trine, Prentice Mulford, Emerson, William James, Carlyle u. a.; in Skandinavien Ibsen, Knut Hamsun; in Russland Tolstoi, Dostojewski, Gontscharow, Gorki u. a.; in Deutschland Hermann Sudermann, Gerhart Hauptmann und vor allem der große Denker und Seher Friedrich Nietzsche. Dieses ganze Gebiet der Literatur ist für den Seelenarzt von hohem Wert, und dabei möge er auch die Bildersprache der Kunst und die Tonsprache edler Musik nicht vernachlässigen.

Endlich soll er auch die Geistesbewegung unserer Zeit möglichst eingehend kennenlernen, die Theosophie, die Anthroposophie, die Newthought-Bewegung, die Heilsarmee, die Oxfordbewegung, denn in allen diesen Strebungen sind Perlen verborgen. Er darf dabei nicht nur Kenntnis der Werke und Wissen suchen, sondern das Nacherleben ihrer Schöpfer, sonst findet er die Perle nicht, wie schon Tschuang-Tse mit dem folgenden Gleichnis lehrte:

> *Die Perle*
>
> Der gelbe Kaiser reiste nordwärts vom Roten See und bestieg die Berge von Kun-lun. Auf der Rückfahrt nach dem Süden verlor er seine Zauberperle. Er sandte Vernunft aus, sie zu suchen, aber Vernunft fand sie nicht. Er sandte Schauen aus, sie zu suchen, aber Schauen fand sie nicht. Er sandte Wort aus, sie zu suchen, aber Wort fand sie nicht. Endlich sandte er Nichts aus, und Nichts fand sie. «Seltsam fürwahr», sprach der Kaiser, «dass Nichts sie zu finden vermocht hat.»
> (Aus Reden und Gleichnisse des Tschuang-Tse, Insel-Verlag)

Dass auch die Kenntnis der Gnosis und selbst der Exerzitien des Ignatius von Loyola dem Seelenarzte nicht unbekannt bleiben dürfen, sei hier noch nachgetragen.

Das Unbeschreibliche, aus dem die Befähigung zur seelenärztlichen Funktion hervorgeht, vollzieht sich aber im Innern des Arztes selbst. Es wächst langsam mit dem Verständnis für das mnemische Geschehen und mit der Stärke des Bewusstseins. Zu Beginn der Divina Commedia berichtet Dante, wie er sich in der Mitte seiner Lebensreise wiederfand, verirrt in einem dunklen Walde, weil er vom rechten Wege abgekommen. Der Seelenkranke ist solch ein Verirrter, und seine Verirrung steht im Buche des Lebens, in seiner Mneme geschrieben.

Dieses Buch zu lesen, muss der Arzt lernen.

Beim Kennenlernen des Kranken werden wir, wie andere Menschen auch, sofort oder recht bald von gefühlsmäßigen, automatischen Urteilen befallen, die seine Person, sein Wesen, seinen Charakter bewerten. Wir empfinden ihn oder sie «angenehm», «sympathisch», «unsympathisch», offen oder verschlossen, unnahbar oder allzu entgegenkommend, unterwürfig oder hochmütig, fein oder grob, anziehend oder abstoßend, verträglich oder unverträglich, leidenschaftlich oder apathisch, freundlich oder unfreundlich, vertrauenerweckend oder verdächtig, vernünftig oder unvernünftig, belehrbar oder unbelehrbar, willensstark oder willensschwach, moralisch oder unmoralisch, evtl. auch rechthaberisch, streitsüchtig, hinterlistig, verschlagen, verdreht, intrigant usw.

Wir können uns versucht fühlen, unserem Urteil zu folgen, ihn entsprechend zu behandeln, ihm Lehren zu geben, wie er sich ändern, bessern soll, oder umgekehrt sein gewinnendes Wesen ernst zu nehmen. Wir wissen nichts von Induktion oder haben noch nicht gelernt, ihr mit dem «Fasten des Herzens» gegenüberzustehen. Es braucht viel, bis wir in diesen «Eindrücken» die Sprache der Mneme zu sehen vermögen, bis wir solche Empfindungen in uns loswerden, aber verstehen, dass unzählige Menschen vor uns ebenso empfunden und geurteilt haben und unseren Patienten dementsprechend behandelten, im negativen Fühlen ihn mieden, ihm Vorwürfe machten, an ihm herumkorrigierten, im positiven Fühlen sich von ihm verleiten ließen und dadurch jeden Einfluss verloren.

Unser Empfinden hat in der Tat seine Reaktionsformel festgestellt. Diese spielt sich jedoch nach mnemischen Erlebnissen und Gesetzen, mit andern Worten, entsprechend der Beschaffenheit seines Unbewussten, zwangsläufig und automatisch ab. Alle Gegenrede, alles Zureden ist da nutzlos. Der Zwangsneurotiker weiß schon längst, dass seine Zwänge Unsinn sind. Mit Selbstbeherrschung und Willensanspannung haben sich diese Kranken schon längst selber malträtiert und überanstrengt. Ausreden hilft nicht, Zureden hilft nicht, Willenskraft macht alles nur schlimmer.

Was hat es dem «Hahnmenschen», von dem ich berichtete, genützt, dass die Autoritäten von der Harley-Street ihm ausredeten, er habe einen Zungenkrebs ? Wie ich aber dazu kam, ihn zu fragen: «Was sehen Sie, wenn die Angst über Sie kommt?», das vermag ich Ihnen nicht zu sagen. Es geht mir da wie dem Wagner des Tschuang-Tse, der vom Kaiser gefragt wurde:

> «Sage mir, wie machst du das Rad?» Der Wagner antwortete: «Ich will ein Rad machen: Arbeite ich zu sacht, kann ich es nicht fest genug machen; arbeite ich zu hastig, werden die Speichen nicht passen. Wenn die Bewegungen meiner Hand nicht zu sacht und nicht zu hastig sind, dann geschieht, was mein Geist meint. Worte können nicht sagen, wie das zugeht: Es steckt eine heimliche Kunst darin. Ich kann sie meinen Sohn nicht lehren; er kann sie von mir nicht lernen. So mache ich, wiewohl siebzigjährig, in meinen alten Tagen noch immer Räder.»

Man hätte den Hahnmenschen moralisch behandeln, seine Hahntaten verdammen und ihm Sühne und Strafe auferlegen können. Doch das alles tat er ja schon selber im höchsten Maße; er litt schon hienieden Höllenqualen. Das hätte ihm nicht geholfen. Hätte man z.B. der Zolaschen Mistblume Nana noch so harte Moralpredigten gehalten, sie hätte erst recht ihre Naturkraft auf die Schwäche der Männer losgelassen, um sie nachher, homerisch männermordend, zu ruinieren.

Wer solches tut, wird bald erleben, dass mit der Moral nicht geholfen wird, ja dass der Leidende sich daran schon längst wundgerieben hat. Es ging ihm dabei wie Nietzsche, der ausrief:

> Solange eure Moral über mir hing, atmete ich wie ein Erstickender.

Nur vermag kein gewöhnlicher Sterblicher, kein Kranker die erlösende Tat im Sinne Nietzsches zu vollbringen und zu sagen:

> Da erwürgte ich diese Schlange. Ich wollte leben, da musste sie sterben.

Der gestrenge Vater hatte einst die Seele des Kranken aufs schwerste verwundet, indem er im Zorne urteilte: «Aus dir wird nie was Rechtes. Du kommst noch an den Galgen!» – Mit diesem Worte war sein Ich-Wert bestritten, und dieses Urteil blieb auf ihm wie ein Fluch liegen. Er rang sein Leben lang nach dem Gegenbeweis, entwickelte eine außergewöhnliche Geschäftstüchtigkeit, errang sich Reichtümer, aber die Wunde heilte nicht, trotzdem er auch den Armen viel Wohltaten erwies. Immer wieder trieb es ihn, bei den «Mütterchen», das waren die fremdesten Weiblein, seine Hühner, sich eine Bestätigung seines Ich-Wertes zu holen. Heilung konnte nur dadurch eintreten, dass das väterliche Urteil aufgehoben, die harmonische Vater-Gott-Beziehung wiederhergestellt und das Ich wieder anerkannt und aufgewertet wurde. Dieser «Gnadenakt» gelang, und seine Seele fand Erlösung und Harmonie.

Im Arzt muss jenes Wort lebendig werden, das einst Christus gesprochen hat:

> Richtet nicht, auf dass ihr nicht gerichtet werdet; denn mit dem Maße, mit dem ihr messet, werdet auch ihr gemessen werden.

Und dazu jenes zweite Wort aus dem 90. Psalm:

> Langmütig und gütig ist der Herr, geduldig und von großer Güte. Er handelt nicht nach unsern Sünden und vergilt uns nicht nach unserer Missetat. Er weiß, was für ein Gemächte wir sind.

Der Arzt hat zu prüfen, *warum* der Mensch vor ihm so, wie er ist, geworden ist, welches Erleben ihn so gemacht hat. Er wird stets auf gestörte, krumm gewordene, verkrüppelte, unausgewachsene Beziehungen stoßen, auf Erlebnisse, die zumeist in der Kindheit liegen, die nicht richtig verarbeitet oder – bildlich gesprochen – nicht verdaut wurden. Er wird eine Kette von solchen Ursachen und ihren Folgen, aufgespeichert und fortwirkend in der Mneme, finden, welche den Menschen «vom rechten Wege» abkommen und sich «im dichten Walde verirren» ließen.

Sodann steht er vor der Frage: Kann das Krumme wieder gerade, das Blinde wieder sehend, das Gelähmte wieder beweglich, das Ungewachsene zu neuem Wachstum gebracht werden? Alles dies ist möglich, doch nur unter Neubearbeitung der Erlebnisse und des kommenden Erlebens durch ein gestärktes Bewusstsein, also durch die Macht des Geistes im Arzte und im Kranken.

In unserem Milieu bemerkt man bald, dass der Patient wieder Beziehungen anknüpft, die alle seiner mnemischen

Konstitution entsprechen, gleichsam die Sehnsucht, aber auch die Verirrung und Not seiner Seele ausdrücken. Es sind Wiederholungen sowohl seiner positiven wie auch seiner negativen Beziehungen, oft schon die hundertste Wiederholung. Bald ist eine Beziehungslage hergestellt, die eine genaue Reproduktion aller früheren Lagen, nun aber im neuen Milieu ist. Diese Beziehungen betreffen den Arzt, die Krankenschwester, die Mitpatienten. Wir nennen diese Äußerungen des Patienten seine *Übertragungen*. Hier gilt das Wort des alten Römers: «Caelum, non animum mutant, qui trans mare currunt!» (Den Ort, nicht die Seele verändern die, welche über das Meer fahren.)

Jetzt kommt es darauf an, wie sich Arzt, Schwestern, ja alle Personen des Stabes und auch die Mitpatienten gegenüber diesen Übertragungen verhalten. Sind alle diese Personen, ist die ganze Organisation des Milieus der dadurch entstandenen Aufgabe gewachsen? Die mannigfaltigsten und kompliziertesten Ansprüche werden da, seitens des Leidenden ahnungslos, gestellt. Am schwersten werden diese Ansprüche bei Kranken, die schon von vielen Ärzten behandelt und drogensüchtig geworden sind. Aber man versteht sehr wohl, weshalb die Behandlung der seelisch Leidenden so lange im Argen liegenblieb, weshalb zu allen möglichen Mittelchen gegriffen wurde, um den Jammer und das Elend zum Schweigen zu bringen. Nietzsche hat diese Zustände in der «Morgenröte» im Jahre 1880 folgendermaßen gekennzeichnet:

> *Wo sind die neuen Ärzte der Seele?* – Die Mittel des Trostes sind es gewesen, durch welche das Leben erst jenen leidvollen

Grundcharakter, an den man jetzt glaubt, bekommen hat; die größte Krankheit der Menschen ist aus der Bekämpfung ihrer Krankheiten entstanden, und die anscheinenden Heilmittel haben auf die Dauer Schlimmeres erzeugt als das war, was mit ihnen beseitigt werden sollte. Aus Unkenntnis hielt man die augenblicklich wirkenden, betäubenden und berauschenden Mittel, die sogenannten Tröstungen, für die eigentlichen Heilkräfte, ja man merkte es nicht einmal, dass man diese sofortigen Erleichterungen oft mit der allgemeinen und tiefen Verschlechterung des Leidens bezahlte, dass die Kranken an der Nachwirkung des Rausches, später an der Entbehrung des Rausches und noch später an einem drückenden Gesamtgefühl von Unruhe, Nervenzittern und Ungesundheit zu leiden hatten …

Viele Kranke, auf welche diese Darstellung passt, haben meine Behandlung aufgesucht. Es war keine leichte Aufgabe, sie von ihren Drogen abzubringen, stets nur um den Preis einer großen Arbeitsleistung auf seelischem Gebiete.

Die Wiedergewinnung der seelischen Gesundheit bedeutet für den Arzt einen Kampf mit Dämonen. Wer ist der Stärkere, wer der Sieger? Oft musste ich dabei der nachfolgenden Schilderung der Abrichtung eines Hahns zum Hahnenkampfe, die Tschuang-Tse gibt, gedenken:

Die Kampfhähne

Tschi-Hsing-Tse richtete für den Fürsten Kampfhähne ab. Nach zehn Tagen fragte der Fürst, ob die Vögel bereit seien. «Noch nicht», antwortete Tschi; «sie sind noch voll Streitsucht und Übermut.» – Nach weiteren zehn Tagen fragte der Fürst wieder. «Noch nicht», antwortete Tschi; «noch erregt sie Stimme und Anblick anderer Hähne.» – Nach weiteren zehn Tagen fragte der Fürst wieder. «Noch nicht», ant-

> wortete Tschi; «noch zittert ihnen der Zorn in Leib und Augen.» Als aber noch zehn Tage vergingen und der Fürst wieder fragte, antwortete ihm Tschi: «Jetzt taugen sie. Andere Hähne mögen vor ihnen krähen, so viel sie wollen, sie werden es nicht beachten. Wenn du sie ansiehst, möchtest du sagen, sie seien aus Holz. Ihre Tugend ist vollendet. Fremde Hähne werden nicht wagen, sich mit ihnen zu messen; sie werden davonlaufen.»

Im Kampf um die gegenseitige Vernichtung ist die Menschheit stark; im Kampf um eine höhere Gesundheit aber sehr, sehr schwach, denn hier gilt es die Überwindung des Menschen in sich selbst und im Patienten. Darüber sagt Nietzsche:

> Euren höchsten Gedanken aber sollt ihr euch von mir befehlen lassen – und er lautet: Der Mensch ist Etwas, das überwunden werden soll.

Wenn ich auf meine 40 Jahre seelenärztlicher Tätigkeit zurückblicke, muss ich sagen, es war eine fruchtbare und schöne, aber auch eine harte Zeit. Um auch davon noch zu sprechen: Selbstverständlich lernte ich auch die vielfachen sexuellen Verirrungen der Menschen erkennen und im Zusammenhang mit den Seelenstörungen auch verstehen. Ich erkannte bald, dass die Auffassung nicht zutrifft, welche behauptet, dass die Sexualität die eigentliche Ursache der Neurosen sei. Stets erschienen die sexuellen Verirrungen als die Folge der Beziehungsstörungen, von denen ich ja ausführlich gesprochen habe. Das Sexualgebiet ist das Feld der Rückschläge, die der Mensch auf der Wirklichkeitsfront des Lebens erleidet.

Noch mehr über das Werden des Seelenarztes zu sagen, dazu reicht hier nicht der Raum, für welchen diese Arbeit bemessen ist. Manches kann auch mit Worten nicht ausgesprochen werden. Es gilt für den Seelenarzt das Gleiche wie für den Künstler, das, was wiederum Tschuang-Tse mit dem Gleichnis vom Glockenspielständer so deutlich zu sagen weiß:

Der Glockenspielständer

Tsching, der Meister der Holzarbeiter, schnitzte einen Glockenspielständer. Als er vollendet war, erschien das Werk allen, die es sahen, als sei es von Geistern geschaffen. Der Fürst von Lu fragte den Meister: «Welches ist dieses Geheimnis in deiner Kunst?»
Dein Untertan ist nur ein Handwerker, antwortete Tsching, was für ein Geheimnis könnte er besitzen? Und doch ist da etwas: Als ich daran ging, den Glockenspielständer zu machen, hütete ich mich vor jeder Minderung meiner Lebenskraft. Ich sammelte mich, um meinen Geist zur unbedingten Ruhe zu bringen. Nach drei Tagen hatte ich allen Lohn, den ich erwerben könnte, vergessen. Nach fünf Tagen hatte ich allen Ruhm, den ich erwerben könnte, vergessen. Nach sieben Tagen hatte ich meine Glieder und meine Gestalt vergessen. Auch der Gedanke an deinen Hof, für den ich arbeiten sollte, war geschwunden. Da sammelte sich meine Kunst, von keinem Außen gestört. Nun ging ich in den Hochwald. Ich sah die Formen der Bäume an. Als ich einen erblickte, der die rechte Form hatte, erschien mir der Glockenspielständer, und ich ging ans Werk. Hätte ich diesen Baum nicht gefunden, ich hätte die Arbeit lassen müssen. Meine himmelsgeborene Art und die himmelsgeborene Art des Baumes sammelten sich darauf. Was hier Geistern beigemessen wurde, ist darin allein begründet.

In der Tat, in der unbedingten Ruhe des Geistes, im Vergessen allen Lohnes, allen Ruhms und der eigenen Glieder, in der Sammlung auf die himmelsgeborene Kunst, da liegt auch das Geheimnis des Seelenarztes. Es ist, wie Sihle sagt: Bei der Heilbehandlung müssen drei zusammenwirken: der Kranke, der Arzt und Gott.

Das ist, was ich Ihnen über das Werden des neuen Arztes, zugleich aber auch über das Wesen der gesamten Ordnungstherapie, die zugleich ursächliche Therapie ist, zu sagen vermochte.

Dass dieser Arzt die Aseptik und die Antiseptik beherrscht, dass er da, wo es zum Heilen unerlässlich ist, z.B. zur Vertreibung von Parasiten, auch das Medikament anwendet, dass er auch die Heilkräutlein schätzt, dass er niemanden, besonders nicht den Unheilbaren, unnötig Schmerz leiden lässt, und dass ihm mehr als jedem andern die Krankheitsverhütung, die Vorbeugung, die Prophylaxe durch Vermeidung der von ihm so ernst genommenen Ursachen am Herzen liegt, brauche ich kaum zu sagen. Man sagt, dass mit solcher Therapie mindestens fünfzig Prozent aller Operationen vermeidbar seien. Wo immer ihm solches gelingt, wird er sich freuen, wo aber die operative Behandlung unvermeidbar ist, wird er für ihre Vornahme eintreten.

Einige Beispiele vom Wirken des neuen Arztes mögen zum Schluss das Gesagte illustrieren:

Das 26-jährige Fräulein G. kränkelt seit einem Jahr. Ihr Arzt vermutet eine verborgene Lungenaffektion und schickt sie an einen klimatischen Kurort. Nach einem halbjährigen Kuraufenthalt ist sie noch ebenso krank wie bei der Ankunft. Nun wird sie zu mir gebracht. Ich finde einen missernährten

Körper, aber keine Lungenkrankheit. Überdies fällt mir bald ein gefühlslahmes, apathisches Wesen bei der früher so leistungsfähigen, frohmütigen und wohlgeratenen Patientin auf. Sie gehört einer sehr ernsten, religiösen Gemeinschaft an wie auch ihre ganze Familie. Ich komme zu der Ansicht, dass ein Seelenleiden vorliegt, und beginne mit ihr über ihr vergangenes Leben, ihre Religion, ihre Beziehungen zum Leben zu sprechen. Schließlich stoße ich auf den Kernpunkt. Die liebenswürdige und charakterfeste Jungfrau hat sich früh entschieden, sie werde nie heiraten. Mit ihrer jüngeren Schwester und anderen Mädchen der gleichen Gemeinde hat sie einen «Bund züchtiger Jungfrauen» gebildet. Jedes Mitglied verpflichtete sich bei einer Konventionalstrafe von zehntausend Franken, nicht zu heiraten. Nun kam das Schicksal. Sie lernte einen jungen Mann derselben Gemeinschaft kennen, für den ihre Liebe erwachte. Ein ernster Konflikt entstand in ihrem Innern. Sie wollte die Liebe erdrosseln. Das Resultat war die Krankheit. Nun begann sie das Widernatürliche ihres Verhaltens einzusehen und kam zu dem Entschlusse, den Gesetzen des Lebens gehorchen zu wollen. Unter der Heilnahrung und dieser inneren Wandlung kehrte die volle Gesundheit zurück. Auch ihre Schwester machte die Wandlung mit. Beide heirateten und schenkten der Heimatgemeinde aus der Konventionalstrafe ein Kindergartenhaus. Beide wurden tüchtige Frauen und vortreffliche Mütter ihrer Kinder.

Herr L., ein ungewöhnlich hervorragender und erfolgreicher Kaufmann von 40 Jahren, war magenleidend geworden. Schließlich schlugen die Ärzte eine Operation vor. Er lag schon auf der Klinik. Plötzlich erinnerte er sich, von mir gehört zu haben, fragte telefonisch an, ob er Aufnahme finden könnte. Er kam: abgemagert, gesenkter und erweiterter

Magen, schlaflos, oft Erbrechen von aufgespeichertem Mageninhalt, konstipiert; zweifellos ein Ernährungskranker. Die Heilernährung tat gute Dienste, doch zeigten sich auffallende psychische Symptome, weshalb ich auch nach seinem Seelenleben fragte. Er entpuppte sich als ein autistischer Philosoph, insbesondere als ein großer Hilty-Anhänger. Den Vater hatte er früh verloren. Die Mutter sah er von klein auf einen dornenvollen Lebensweg gehen. Er entwickelte früh eine große Tüchtigkeit, mit der er erfolgreich die Not überwand. Mit dreißig Jahren heiratete er eine hübsche, liebenswerte Frau. Nun aber kommt das Merkwürdige. Er lebte in 10-jähriger Ehe wie Bruder und Schwester. Diese philosophisch und moralisch begründete Verdrängung des Fortpflanzungstriebes rächte sich auf dem Nahrungstrieb. Es gab dort einen endlosen Kampf zwischen einem unüberwindlichen Heißhunger und darauffolgendem erzwungenen Fasten. Hatte er z.B. ein paar Tage gefastet, so trieb es ihn plötzlich in eine Konditorei, wo er nun Kuchen aß und zum Schluss ein Brot mitnahm, das er in einem Park ganz aufaß. So entstand seine Ernährungs- und Magenkrankheit. Der Bann, der auf seiner Seele lag, wich. Er ordnete nun seine Ernährung, seinen Geschlechtstrieb und seine Ehe. Das Magenleiden heilte, und die Ehe wurde mit 10 Kindern gesegnet. Aber um ein Haar war er einer schweren Operation entgangen, die ihn für immer verstümmelt, aber niemals gesund gemacht hätte.

Und zum Schluss will ich Ihnen noch die Geschichte vom Rekruten mit dem lahmen Arm erzählen: 1915 erhielt ich den Befehl, in einer Rekrutenschule als Schularzt einzurücken. Eines Tages führt man mir einen Rekruten zu, der seit dem frühen Morgen seinen rechten Arm nicht mehr bewegen kann. Der Mann sieht blass und elend aus. Während ich seinen schlaff herabhängenden Arm untersuche, frage ich ihn über sein Heim aus. Er ist der Sohn einer armen Witwe, die ihn in der Not aufzog. Nun musste er in die Rekrutenschule einrücken. Er war schlecht genährt, nicht ans Gehorchen gewöhnt. Der Unteroffizier seiner Gruppe ärgerte sich über ihn und behandelte ihn grob. Tief gekränkt erwacht er eines Morgens mit Drang zurückzuschlagen, seine rechte Faust ist geballt. Er weiß sogleich, dass er den Kürzeren ziehen und noch bestraft werden würde. Da vollzieht sich in ihm ein seelischer Gewaltakt, der die Lage lösen wird: Sein Arm ist plötzlich völlig lahm. Ich denke mir so etwas und gebe dem Krankenwärter den Befehl, in der Nacht aufzupassen, ob der Arm im Traum nicht bewegt wird. Er meldet am Morgen: «Rekrut X hat den Arm bewegt.» Ist er Simulant? Soll ich ihn strafen? Nein! Ich rede mit ihm, gebe ihm neuen Mut, verspreche ihm die Versetzung unter einen andern Unteroffizier. Dann gehe ich zum Schulkommandanten. Oberst B. ist ein feinsinniger, hochstehender Mann. Er versteht die Lage sofort, ordnet die Versetzung an und gibt dem Sektionschef besondere Weisungen in Bezug auf den Rekruten. Der Arm hat seine Bewegungsfähigkeit sofort wiedergefunden. Der Mann machte die ganze Rekrutenschule bis zu Ende mit in wachsender Gesundheit.

8. Unterschiede in der Heilbehandlung

Der Bezirksarzt kommt zur Kontrolle meines Sanatoriums.

«Was», sagt er, «Sie geben keine Medikamente?» – «In 99 Prozent der Fälle, wo Ihr andern Medikamente verordnet, beseitige ich die Krankheitsursachen, dann gesunden die Kranken von selbst und haben nicht an Neben- und Nachwirkungen der Medikamente zu leiden», antwortete ich. – Bezirksarzt: «Recht haben Sie in Bezug auf das Brom. Ich fühlte mich lange Zeit nicht wohl. Meine Freunde redeten mir zu, Brom zu nehmen. Ich tat es. Nach 4 Wochen hatte ich eine Bromvergiftung. Nie werde ich wieder Brom nehmen; auch meinen Kranken sage ich, nehmt kein Brom. Aber z.B. mit der Salicylsäure beim Rheuma, das ist doch etwas ganz anderes?» – Ich: «Kommen Sie mit mir, ich will Ihnen meinen armen, verkrüppelten, jungen Patienten zeigen, der während Jahren Kilogramme von Salicylsäure eingenommen hat. Seit einem Vierteljahr ist er hier, ohne Salicylsäure. Jetzt ist der Prozess zum Stillstand gekommen und etwas Besserung eingetreten. Wir sind aber um die ‹Salicylsäure› zu spät gekommen. Er bleibt ein Krüppel. Kommen solche Kranke früh genug, so werden sie wieder gesund, aber nur ohne Salicylsäure. Sie, Herr Kollege, müssen selber auch eine Zeit lang Salicylsäure einnehmen; dann werden Sie von ihr sprechen wie vom Brom.» – Der Bezirksarzt ging still fort.

Ich kenne die Stufen des «alten» und des «neuen» Arztes aus eigenem Erleben. Der neue Arzt sieht die Rheumakrankheit anders als der alte. Der alte Arzt unterscheidet und beschreibt haarscharf die verschiedenen Formen der Krankheit, achtet neuerdings auch noch auf vereiterte Halsmandeln, schält sie heraus und verordnet Salicylpräparate, Schwefel und Badekuren. Eine internationale Kommission zur Erforschung und zur Bekämpfung der Rheumakrankheit, die vor einigen Jahren ins Leben trat, stellte zuerst fest, dass die Medizin über die Verursachung des Rheumas noch so gut wie nichts wisse.

Noch heute ist die offizielle Medizin der Ansicht, dass der Rheumatismus mit der Ernährung «nichts zu tun habe». Sie schweigt dabei merkwürdigerweise ernsthafte Forschungen und wichtige Tatsachen tot.

Nachdem ich schon manches Hundert von Rheumakranken zur Wiedergesundung führen durfte, halte ich das Rheuma in allen seinen Formen, und trotzdem ich den infektiösen Einfluss mit einrechne, für eine «komplexe Ernährungskrankheit» – umfassender gesagt –, für eine komplexe Unordnungskrankheit. Maßgebend für dieses Urteil sind mir die Heilerfolge, die ich mit fast mathematischer Sicherheit bei richtiger Durchführung der Ordnungstherapie eintreten sah. Aber ich kenne auch Forschungsergebnisse und Tatsachen genug, die meine Beobachtungen stützen. So die Ergebnisse der großen Ernährungsexperimente des amerikanischen Physiologen Russel H. Chittenden; die Heilung eines chronischen Rheumatikers nach operativer Entfernung des Dickdarms durch den großen englischen Chirurgen und Arzt Sir Arbuthnot Lane, die dazu beitrug, dass dieser Chirurg seine chirurgische Tätigkeit aufgab, eine New Health

Society gründete, um die Menschen Vorbeugung zu lehren, statt zu warten, bis der Dickdarm als Giftherd infolge Missernährung den Gesamtorganismus in schwere Krankheiten gestürzt hat und entfernt werden muss. Ich kenne das Werden der Zahnkaries und der Paradentose durch Missernährung und als Zeichen des Nährschadens und der Widerstandsschwächung des Gesamtorganismus, die Entstehung der Infektionsherde an den Wurzeln totplombierter Zähne und in den paradentotischen Taschen, die auch zur Tonsilleneiterung führen und mit dieser zusammen im geschwächten Organismus die Fokalinfektion, Fokaltoxikose oder Oralsepsis als sekundäre Ursache des Rheumas hervorrufen. Ich weiß von der Erkrankung der Meerschweinchen an Arthritis deformans, als Stiner sie mit dem im Autoklaven gekochten Futter ernährte. Ich weiß von der Entstehung und Heilung jenes Krankheitsprozesses in den Kapillaren und Geweben, der den Namen «seröse Entzündung» trägt, durch die Art der Nahrung; eines Prozesses, der dem Rheuma zugrunde liegt. Ich kenne die Forschungen Katases und weiß daher von der alimentären Azidose, welche auf eiweißüberschüssige, fleischreiche, zucker- und fettüberschüssige Kost folgt, von der alimentären Osteopathie (Knochenschwächung) und von dem heilsamen Einfluss der Besonnung auf Knochen und Gelenke.

Und aus dieser gesamten Erkenntnis geht für mich klar hervor, dass der Rheumatiker, welcher Form immer, in erster Linie der Heilernährung bedarf, um die Azidose zu beseitigen, um das chemische und kolloidale Gleichgewicht im Blut und in den Geweben wiederherzustellen, um die Redoxprozesse zu steigern, um die Abwehrkräfte des Organismus gegen die septische Invasion zu heben, um die Fäulnis im

Dickdarm zu beseitigen und den Körper von diesem unheilvollen Giftherd zu befreien, dass aber auch orale Fokaltoxikose ausgerottet werden muss und dass überdies alle Beziehungen des Lebens geordnet werden müssen.

Nur wenn solches geschieht, kann der Rheumatiker jeder Krankheitsform, soweit dic schon geschehenen Zerstörungen es noch zulassen, wieder wahrhaft gesund werden. Die Salicylsäure findet in diesem Heilvorgang keinen Platz, sie steht in gar keinem Verhältnis zu den Ursachen der rheumatischen Krankheiten.

Warum sieht dies der Arzt alter Art nicht? Einfach, weil er es nicht lernt! Warum sieht es die Schule nicht? Weil es ihr bisheriges Lehrgebäude umstürzt und eine Revolution im Gebiete ihrer Therapie hervorrufen würde.

Selbst Diogenes mit seiner Laterne würde heute noch am hellen Tage umsonst nach einer medizinischen Aktion zur Verhütung des Rheumas suchen. Und doch ist die Verbreitung der Rheumakrankheit eine enorme. Die Stadtkrankenkassen von Berlin zahlen dreieinhalbmal mehr Verpflegungstage für Rheuma als für Tuberkulose. Die Bevölkerung der Schweiz lebt so sehr unter der Furcht vor dem Luftzug, dass man in keinem Eisenbahnwagen ein Fenster öffnen darf. Lieber die schlechteste Luft als ein offenes Fenster. Wo Unwissenheit ist, da herrschen Furcht und Aberglaube auch heute noch, wie im dunkelsten Mittelalter.

Man könnte die Nährschädigung und die Schwächung der Konstitution verhüten; man könnte die Darmfäulnis, die Konstipation und die intestinale Toxämie verhüten; man könnte die Zahnkaries, die Paradentose und damit die Oralsepsis verhüten; *man könnte die Rheumakrankheiten verhüten*, man könnte noch viele ernste, auf dem gleichen Boden wachsende Krankheiten verhüten, wenn man endlich zur Erkenntnis dieser Zusammenhänge durchdringen wollte und es unternähme, die Menschheit durch ärztliches Vorbild und ärztliche Belehrung zu einer Ernährung und einer Lebensordnung nach den Ordnungsgesetzen des Lebens zu bewegen. Mit Salicylsäure und Schwefel allein gibt es weder Heilung noch Verhütung. Ohne diese Lebensordnung entsteht nur dann kein Rheuma, wenn die angeborene Konstitution außergewöhnlich widerstandsfähig ist oder andere Krankheitsformen dem Rheuma den Rang ablaufen; höchstens werden die akuten Formen des Rheumas durch die Kampfkraft junger Organismen überwunden oder durch andere Krankheitsformen abgelöst; oft aber kommt es zu Rückfällen, die zum Übergang in die chronische Krankheit führen.

Ein 35-jähriger Mann kam in meine Behandlung nach mehrmonatiger Dauer des fünften, Jahr für Jahr sich wiederholenden, Anfalles von akutem Gelenkrheumatismus. Mit jedem folgenden Jahr hatte sich die Dauer der Erkrankung verlängert. An Salicylsäure hatte es nicht gefehlt, aber an Lebensordnung war nie gedacht worden. Der letzte Anfall schien überhaupt kein Ende nehmen zu wollen. Die Salicylsäure blieb wirkungslos. Auch das Herz war ergriffen. Die Krankheit war in das subchronische Stadium eingetreten. Die Temperatur war unterfiebrig; viele Gelenke geschwollen und schmerzhaft. Der Patient konnte nicht mehr gehen und stehen. Ich nahm alle Medikamente weg und setzte sofort mit der Ordnungstherapie ein. Innerhalb 3 Tagen stieg die Temperatur über 40 Grad, neue Schwellung aller Gelenke. Während 6 Wochen tobte der Kampf. In zweimaligem Turnus durchlief die akute Schwellung die Reihe der Gelenke. Zu Ende der 6. Woche fiel die Temperatur zur Norm herunter, alle Gelenke wurden schmerz- und schwellungsfrei. Es folgte eine schöne Zeit der Rekonvaleszenz. Der Patient hatte eine Lebenslehre empfangen und wusste fortan, wie zu leben. Vom Rheuma blieb er fortan verschont. Dieser Verlauf lehrte mich, dass die Salicylsäure nur den Kampf lähmt, die Symptome unterdrückt. Mit ihrem Wegfall setzte sofort neuer Kampf ein, der in Zeit von 6 Wochen zweimal durch die Gelenke raste. Aber dieser Kampf führte zur Genesung.

Auch jahrelang dauernde Rheumaerkrankungen, auch Arthritis deformans, Bechterewsche Krankheit, Spondylarthritis und -arthrosis, auch die typische Gicht heilen unter der genau gleichen Heilbehandlung, soweit dies noch möglich ist. Der Krankheitsprozess kommt zum Stillstand; die schwersten Zerstörungen können nicht mehr gutgemacht werden.

Englische Ärztinnen haben meine Ernährungsbehandlung der Rheumakrankheit aufgenommen. Sie leiten in London ein großes Spital, das «Royal Free Hospital». Seit 2 Jahren haben sie dort zum Teil schon jahrelang bestehende, schwere Rheumafälle mit meiner Heilkost behandelt und die Resultate in einem Schmalfilm zur Darstellung gebracht. Prinzipiell wurde keine andere Heilmaßnahme angewendet. Die Heilerfolge, wie sie der Film zeigt, sind eindrucksvoll. Nach Berichten wird meine Behandlung nun auch in andern englischen Spitälern geprüft. Nach diesen augenfälligen Erfolgen darf niemand mehr behaupten, dass das Rheuma mit der Ernährung nichts zu tun habe, er sei denn ein Ignorant.

Noch lebt in mir die Erinnerung an die ersten Praxisjahre. Ich hatte unter der Arbeiterbevölkerung viele Rheumatiker zu behandeln. Ich behandelte, wie ich gelernt hatte, mit Salicylpräparaten. Die Schmerzen wurden in der Regel geringer, aber der Mann wurde nicht «gesund», oft verdarb er sich den Magen. Ich war dabei unglücklich. Welche Mühe ich mir auch mit der Dosierung gab, das Resultat befriedigte mich nicht. Ich kam mir vor wie ein Blinder, der einen anderen Blinden führen soll. Oft gedachte ich – und nicht nur bei Rheumakranken – des Bibelworts: «Wenn aber ein Blinder den andern führt, so fallen beide in die Grube.»

Es fehlte mir die Richtschnur für mein ärztliches Handeln bei inneren Krankheiten. Blind stand ich dem Zahnzerfall, der Konstipation, der Migräne, den nicht infektiösen Hautkrankheiten, den Gefäß- und Herzkrankheiten, den Magendarmkrankheiten, den Leber- und Nierenleiden, den Erkrankungen der Einsonderungsdrüsen und den Nervenkrankheiten gegenüber, ebenso blind wie dem Rheuma. Ich konnte wohl die übliche Diagnose machen, der Krankheit den Namen geben und verordnen, was der Professor und das Lehrbuch sagten, aber es bestand zwischen der Diagnose und der Therapie keine Erkenntnis-Beziehung.

Als ich mir längst mein neues Wissen über die Nahrungswirkung im menschlichen Organismus und die Erkenntnis der Ordnungsgesetze erworben hatte, stieß ich bei der Lektüre von Nietzsches «Morgenröte» auf folgende Rede:

> Die Dummheit in der Küche; das Weib als Köchin; die schauerliche Gedankenlosigkeit, mit der die Ernährung der Familie und des Hausherrn besorgt wird! Das Weib versteht nicht, was die Speise bedeutet: und will Köchin sein! Wenn das Weib ein denkendes Geschöpf wäre, so hätte es ja, als Köchin seit Jahrtausenden, die größten physiologischen Tatsachen finden, insgleich die Heilkunst in seinen Besitz bringen müssen! Durch schlechte Köchinnen – durch den vollkommenen Mangel an Vernunft in der Küche ist die Entwicklung des Menschen

am längsten aufgehalten, am schlimmsten beeinträchtigt worden: es steht heute selbst noch wenig besser. – Eine Rede an höhere Töchter.

Zuerst erstaunte ich: Wie konnte Nietzsche wissen, dass in der Küche, in der Ernährung «die größten Tatsachen der Physiologie» und sogar die Heilkunst zu finden sind? Dann aber stieg es mir auf, dass diese Worte mich, als Arzt von anno dazumal und die Medizin angehen; die Medizin als höhere Tochter! In der Tat, «es steht heute selbst noch wenig besser», wenn im Durchschnitt betrachtet. Heute muss man zugeben, dass die in der zweiten Hälfte des 19. Jahrhunderts aufgebaute Ernährungslehre und Krankendiätetik im Lichte der neuen Ernährungsforschung reichlich an Mangel an Vernunft litt.

Damals haben wir eine fleischlose Kost für ungenügend erachtet, den Vegetarismus als eine Schrulle verspottet. Gedankenlos beschuldigten wir den Vegetarismus als Ursache, wenn ein Vegetarier schlecht aussah. Nur Nietzsche sagte schon damals:

> Ich glaube, dass die Vegetarier mit ihrer Vorschrift, weniger und einfacher zu essen, mehr genutzt haben, als alle unsere Moralsysteme zusammengenommen.

Vegetarier wurden damals Menschen nur, wenn sie schon recht krank waren und jedes Vertrauen zur Medizin verloren hatten. Grund genug, um schlecht auszusehen. Doch, welche Wegweisung erhielten damals die Vegetarier durch die Wissenschaft, wie eine tierfleischlose Ernährung durchzuführen sei? Noch im dritten Jahrzehnt dieses Jahrhunderts gab es Professoren der Medizin, welche offenbar diese Wegweisung nicht zu geben wussten. Ein kleines Beispiel:

1929 kam eine Dame aus Italien zu mir und sagte:

> Ich komme, um Ihnen zu danken, denn ich wurde durch Sie wieder gesund. Ich war lange krank, suchte verschiedene Autoritäten auf. Eine Autorität riet mir, vegetarisch zu essen. Ein Halbjahr lang ließ ich das Fleisch weg und aß nur, was der Tisch sonst brachte und wie ich es verstand. Ich wurde nicht besser, aber schwächer. Da ging ich zu einer andern Autorität. Ihr Rat lautete: «Sie müssen unbedingt viel Fleisch essen, um sich zu kräftigen.» Ich befolgte den Rat, wurde kränker, aber nicht kräftiger. Da ging ich zu einer dritten Autorität, und zwar nach Frankfurt. «Gewiss», hieß es da, «dürfen Sie kein Fleisch essen. Sie müssen sich vegetarisch ernähren, aber so, wie es in diesem Büchlein steht.» Er zeigte mir Ihre Schrift: «Früchtespeisen und Rohgemüse». – Ich kaufte mir sofort diese Anleitungsschrift und ernährte mich genau nach den darin gegebenen Anweisungen. Ein Halbjahr lang habe ich mich so ernährt. Nun bin ich gesund. Ich bin nach Zürich gekommen, um Sie zu sehen und Ihnen mein Erlebnis zu berichten.

Heute, im Zeitalter der Hochmüllereiprodukte, des raffinierten Zuckers, des verkochten Futters, der Konserven und der fehlerhaften Düngung ist es um vieles leichter, sich schadhaft statt gesund «vegetarisch» zu ernähren. Um eine gesunde, fleischlose Ernährung, um gar eine Heilernährung zu verordnen, muss der Arzt ein weit umfassenderes Wissen und Können besitzen als die Durchschnittsautorität der Medizin; auch muss er sich durch ein Dickicht von Vorurteilen und Voreingenommenheiten durchgerungen haben; endlich muss er die Mühe nicht scheuen, den Kranken eingehend zu instruieren und auch dessen Nährwertwahn und Ängste zu besiegen. Eine nach der heutigen wissenschaftlichen Erkenntnis zusammengesetzte und zubereitete Pflanzenkost ist etwas ganz anderes als manche «vegetarische» Kost. An Nähr- und Gesundheitswert ist sie jeder andern Kost überlegen.

Die Nahrung mit dem maximalen Wirkungsvermögen, dem höchsten Heilwert und überraschenden Nährwert aber ist eine richtig zusammengesetzte und zubereitete pflanzliche Rohkost. Ihre Heilwirkung im Zusammenhang mit geordnetem Leben grenzt ans Wunderbare. Sie «heilt» nicht die Krankheit, sondern den Gesamtorganismus, dem sie die Kraft gibt, alles Krankhafte zu überwinden, so es nicht zu spät ist.

In unserm Körper wirkt ein ordnendes Prinzip, das stetsfort Störungen überwindet, stetsfort das, was wir Gesundheit nennen, wieder herzustellen strebt. Wir sprechen daher von einem Vermögen, die Gesundheit zu schaffen, von dem – wie wir sagen – *hygiogenetischen* Vermögen unseres Körpers, oder von der Naturheilkraft. Die Herstellung der Gesundheit durch dieses Vermögen nennen wir die *Hygiogenese*. Bei jeder Krankheit vollzieht sich ein Kampf zwischen den gesundheitsstörenden Ursachen und dem hygiogenetischen Vermögen. Sind die Ursachen stärker als dieses Vermögen, so wird die Krankheit chronisch. Jede Wiederherstellung der Gesundheit ist dem Sieg des hygiogenetischen Vermögens zu verdanken. Soweit die Stärke dieses Vermögens von der Nahrung abhängt – und dies ist in hohem Maße der Fall –, ist es die Frischobst- und Frischgemüsekost, welche die Stärke auf das Maximum erhöht. Sie führt dem Körper nicht nur alle Nährstoffe, Vitamine und Mineralstoffe in einem harmonischen Gleichgewicht zu, sondern auch die höchsten Organisationswerte, d. h. auch die höchsten Redoxpotenziale – wie ich sagte –, den höchsten

Sonnenlichtwert. Deshalb ist die Rohkost die Heilnahrung par excellence, und deshalb kommt sie auch bei jeder Krankheit, heiße sie, wie sie wolle, als Heilmaßnahme ersten Ranges zur Anwendung.

Dieser Lichtstrahl diätetischer Erkenntnis ist in der Medizin zuerst auf eine Dunkelwelt diätetischer Vorstellungen und Meinungen gestoßen, die sich gegen das Licht zur Wehr setzte. Bannstrahle wurden geschleudert und Unsinn geschwatzt, wie kaum je beim Erscheinen irgendeiner neuen Erkenntnis. Oft musste ich dabei an die Behandlung denken, welche in Spittelers «Prometheus und Epimetheus» dem Kleinod der Pandora durch die «Sachverständigen» widerfuhr. Allmählich hat indessen die Morgenröte begonnen. Es ist nun zum Mindesten anerkannt, dass die pflanzliche Rohkost in der Nahrung des Menschen einen wesentlichen Bestandteil bilden soll, als Schutzkost, welche die Gesundheit erhält. Auch haben bedeutende Autoren die therapeutische Bedeutung der Rohkostkuren bei den verschiedensten Krankheiten bestätigt.

Dieser Sachverhalt wird verständlicher, wenn man weiß, dass die vorbestehende Diätetik eine besondere Diät für die besondere Krankheit, nicht für den Gesamtorganismus, haben wollte und dass sie seit Langem gewöhnt war, alles Rohe strengstens zu verbieten, weil sie es für schwer verdaulich hielt und die Bakterien fürchtete. Da sie weder die Vitamine noch das Gleichgewichts- und Organisationsgesetz der Nahrung kannte, fehlten dieser Diätetik jegliche Grundlagen, um sinnvolle und zweckmäßige Heilversuche mit der Ernährung vorzunehmen.

Ernährungstherapeutische Versuche, die man etwa bei Rheuma, bei Hautkrankheiten oder bei andern Krankheiten anstellte, versagten völlig. So bildete sich die Meinung, dass diese Krankheiten mit der Ernährung nichts zu tun hätten. Oberflächliche Gesichtspunkte führten zu Schondiäten für Magen und Darm; Diäten, die sich unter der Prüfung durch die neue Ernährungswissenschaft als schwere Mangelnahrungen erwiesen, bei denen der Kranke wohl gewisse unangenehme Reaktionen verlor, dafür aber langsam in die Avitaminose versank. Ebenfalls oberflächliche Gesichtspunkte führten zu der Eiweiß-Fett-Diät gegen die Zuckerharnruhr. Man ahnte gar nicht, was man mit solchen Diäten anstellte.

Hier galt es nun für den neuen Arzt, revolutionär vorzugehen, gleichsam aufgrund der anerkannten Ernährungsgesetze bei jeder bisher noch nie richtig diätetisch behandelten Krankheit eine diätetische Kolumbusfahrt zu machen. Und siehe da, die mannigfaltigsten Krankheiten reagierten auf die neue Heildiät, stets auf die gleiche Diät, die mit dem höchsten Wirkungsvermögen. So das Rheuma, die Gicht, die Hautkrankheiten, die Magendarmkrankheiten, der Diabetes, Nervenkrankheiten, Migräne, Asthma, Heufieber, Herz- und Gefäßkrankheiten, Wassersucht, Leberleiden, Nierenleiden, Blasenleiden, Steinkrankheiten, Avitaminosen, Hypovitaminosen, Mineralmangelkrankheiten, Knochenleiden, Infektionskrankheiten usw. Der Wegfall der ursächlichen Unordnungen und die Stärkung des hygiogenetischen Vermögens erwiesen sich als der wahre Heilweg, als die Therapia magna. Es war nur nötig, diese eine Grunddiät in manchen Fällen der speziellen Organschwäche und oft auch der individuellen Reaktionslage kundig anzupassen.

Weil die Ernährungstherapie ganz besonders im Argen lag, trat bisher in meiner Schilderung die Frage der Heilernährung in den Vordergrund. Sie ist von großem Ernst, aber nicht ernster als alle andern Fragen der Lebensordnung. In schlechter Luft leben, sein Hautleben erdrosseln, seinen Körper verzärteln und verwöhnen, ein Nachtleben führen statt früh zu Bett und früh heraus, sich Suchten hinzugeben, die animalischen Triebe unbeherrscht walten lassen, die Seele der Meisterlosigkeit überlassen, die Erlebnisse nicht verarbeiten, die Bewusstseinskräfte nicht üben – alle diese Unordnungen erzeugen Unheil, Krankheit, Leiden und Untergang. Auch hier wartet des neuen Arztes ein großes Feld heilender und schützender Tätigkeit. Eine schwere Aufgabe, vor der man nur zu leicht kapitulieren möchte, denn sie bedeutet Kampf mit schlechten Gewohnheiten, mit verborgenen Sklavenketten, kurz gesagt, die Überwindung des Menschen. Und da nur das Ich mit verstärktem Bewusstsein den Menschen, der zu ihm gehört, selbst und allein überwinden kann, muss der Arzt verstehen, den Kranken für diese Wandlung zu gewinnen, ihn dazu zu führen. Nur soweit ein Arzt diese Aufgabe an seiner Person gelöst hat, kann er den Kranken beeinflussen. Hat er sie nicht zu lösen begonnen, wird er keinen Sinn für die gesamte Ordnungstherapie aufbringen. Seine Heilmittel bei innern Krankheiten werden Medikamente und Seren bleiben, das Übrige wird er gehen lassen, wie Gott es will.

Mit dem zuletzt Gesagten habe ich den psychologischen Grund genannt, weshalb die Ordnungstherapie in der Schule der Medizin nur ein kümmerliches Dasein fristet, warum es keinen obligatorischen Unterricht in der Hydro-, Aero-, Helio-, Bewegungs- und Psychotherapie gibt.

Es gibt auch noch einen weitern Grund, der sich dem Eindringen der Ordnungstherapie in die ärztliche Praxis entgegenstellt. Für die erste gründliche Untersuchung eines Patienten mit innerer Erkrankung benötige ich im Minimum eine halbe, in der Regel eine ganze Stunde. Um ihn über die notwendigen, individuellen Heilmaßnahmen zu instruieren, seine Vorurteile und Ängste zu mindern, benötige ich mindestens eine zweite halbe Stunde, in der Regel eine zweite Stunde. Eine Arzneiverordnung oder eine Injektion wären in fünf Minuten erledigt. Die zweite halbe oder ganze Stunde wird jedoch niemals honoriert. Oft findet der Patient sogar, das gleiche Honorar, das er einem andern Arzte selbstverständlich zahlen würde, bei mir zu hoch, denn ich habe ihm ja nichts gegeben. Bei den folgenden Konsultationen oder Besuchen wiederholt sich das Gleiche.

Dr. Jackson erzählt, wie es ihm erging. Ein Pfarrer war von Kalifornien nach Toronto gekommen, um ihn zu konsultieren. Während im Wartezimmer noch andere Kranke auf ihn warteten, bemühte er sich zwei Stunden lang um den Pfarrer. Nach dem Verlassen des Sprechzimmers steckte der Pfarrer seinen Kopf wieder zur Tür herein und fragte: «Bin ich Ihnen dafür etwas schuldig?» Man sieht: Das geheimnisvolle lateinische Rezept hat Wert, die gründliche Belehrung, selbst beim Gebildeten, keinen. «Da könnt Ihr sehen», sagt Dr. Jackson, «wogegen solch ein Arzt aufkommen muss.»

Auch ich habe Derartiges genug erlebt. Und dabei hielt mich, weil viele Kranke zu mir kamen, selbst der Kriegssteuerkommissär für einen Krösus und wollte den fünffachen Betrag meiner Steuererklärung von mir verlangen. Nach der Kontrolle meiner Bücher sagte er mir: «Ich habe mich in keinem Menschen so getäuscht wie in Ihnen. Es gibt viele Ärzte in Z., die mehr verdienen als Sie, aber weniger arbeiten. Ich bin mit Ihrer Steuereinschätzung einverstanden.» – Nach einigen Kurwochen sagte einst ein genialer Wiener Kaufmann zu mir: «Wie können Sie zu diesen Preisen arbeiten, kein Kaufmann der Welt würde dies um so geringen Lohn tun. – Sie müssen eine ganz andere ‹Aufmachung› machen.» – Ich: «Sie wissen ja gar nicht, was ich verdiene.» – Er: «Doch, ich habe es genau ausgerechnet. Sie verdienen pro Patient und Tag zwei Franken.» – Seine Rechnung stimmte genau mit der Bilanz.

Trotzdem galt ich für einen teuren Arzt. Es gibt aber auch Patienten, welche die Ersparnis kennen, die mit der Ordnungstherapie erzielt wird. Herr X., ein ehemaliger Patient, spricht mich auf der Straße an: «Ich habe in diesen Tagen meine Bücher durchgesehen und darin Folgendes gefunden: Bevor ich vor 20 Jahren zu Ihnen kam, um mein chronisches Darmleiden behandeln zu lassen, war ich 6 Jahre lang von andern Ärzten behandelt worden. Während jener 6 Jahre betrugen meine Auslagen für Arzt und Apotheke zwanzigtausend Franken. In den zwanzig Jahren unter Ihrer Arztung hatte ich für mich und meine Familie etwas weniger Auslagen. Wie viel meinen Sie? Ich will es Ihnen gleich sagen: eintausend Franken.»

Die Kranken, die mich aufsuchen, sind in der Regel schon längere Zeit von andern Ärzten, Professoren, oft schon in Kliniken und Badeorten behandelt worden. Sie geben mir die Gelegenheit, die in der ganzen Welt üblichen Behandlungsweisen kennenzulernen und zu vergleichen, also auch die Unterschiede in der Therapie und in den Resultaten zu beobachten. Um diejenigen, die sich mir anvertrauen wollten, gut beobachten, untersuchen und in die Ordnungstherapie einführen zu können und um sie mit allen unsern Heilmaßnahmen behandeln zu können, habe ich eine Privatklinik für 60 bis 80 Patienten geschaffen und mir einen Stab von in unserer Therapie geschulten Ärzten, darunter zwei meiner Söhne, und Krankenschwestern herangezogen, dem Ganzen ein klinisches Untersuchungslaboratorium mit einem physiologischen Chemiker als Chef und ein Röntgenkabinett beigegeben. Meine Klinik ist ein Haus heilsamer Lebensordnung. Über die darin verwirklichten Arztgedanken habe ich in einer im Hippokrates-Verlag erschienenen Schrift «Vom Sinn einer therapeutischen Organisation» Eingehendes berichtet.

Mit der Beobachtung des Wiedergesundens so vieler Kranker durch die Ordnungstherapie erkannte ich immer klarer, dass in der Ordnung des Lebens nach den genannten Gesetzen auch jener Weg gefunden ist, der der heutigen Menschheit fast völlig fehlt: der Weg zur Krankheitsverhütung, zur individuellen Prophylaxe. Wir haben eine mustergültige öffentliche Hygiene, aber an der individuellen Hygiene mangelt es sehr, obschon es seit dem Weltkriege um einiges besser geworden ist. Diese Erkenntnis stellte mir eine neue Aufgabe, die ja auch schon von andern Ärzten und begabten Laien angestrebt worden ist, die Aufgabe, in den von mir erkannten Fragen des Lebens und der Gesundheit Aufklärung zu verbreiten. Um dieser Aufgabe willen begann ich Ende 1923 mit der Herausgabe einer Monatsschrift, die ich in der Erinnerung an ein Gespräch mit Rainer Maria Rilke den «Wendepunkt im Leben und im Leiden» betitelte. Es war wieder ein Stück Arbeit mehr, aber Arbeit, die nützlich geworden ist. Ungezählte Briefe und Zuschriften von nah und fern haben mir den Beweis erbracht, dass es in der Welt viele Leidende gibt, die auf solche Botschaft warten und fähig sind, sie aufgrund der in der Monatsschrift und den «Wendepunktbüchern» erhaltenen Erklärungen an sich zu verwirklichen und so selbst ohne Arzt ins Reich der Ordnungen und der Gesundheit zurückzukehren.

Aufklärung tut auf allen Lebensgebieten dringend not. Ganz stimme ich mit den folgenden Worten des großen Ernährungsforschers Sir Robert McCarrison (Oxford) überein, der da sagte:

> Es gibt in der Tat im gegenwärtigen Augenblick keine wichtigere Sache als die Sorge für eine richtige Volksernährung, keine dringendere Notwendigkeit als die Aufklärung in der Ernährungsfrage.

Unser Volk ist durch und durch ernährungskrank. Dies sagt schon allein die Verbreitung der Zahnfäule. Auch jene Folgen der Missernährung, die als sekundäre Krankheitsursachen eine so unheilvolle Rolle spielen, die Stuhlverstopfung und die Oralsepsis, finden sich mit einer erstaunlichen Regelmäßigkeit vor.

Rosenow, der bekannte Erforscher der Oralsepsis an der Mayo-Klinik in Amerika sagt:

> Das Publikum sollte daher durch öffentliche Gesundheitspropaganda aufgeklärt werden, sodass jedermann weiß, welchen Gefahren seine allgemeine Gesundheit ausgesetzt ist, wenn die Zähne bis zur eitrigen Infektion gelangen. Auch sollte das Publikum aufgeklärt werden, dass nur eine rechtzeitige Entfernung der toten Zähne vor weiterem Schaden bewahrt. Vorbeugung sollte das Losungswort sein.

Würde man bei uns alle toten Zähne entfernen, um «vor weiterem Schaden zu bewahren», so hätten 80 % unseres Volkes mit 40 Jahren künstliche Gebisse. Vielleicht würde man dann anfangen, von der einzig wirksamen Prophylaxe gegen die Zahnfäule und ihre Folgen zu sprechen: von der Ordnung der Volksernährung!

Die Verbreitung der Infektionskrankheiten, der Anginen, Bronchialkatarrhe, Kiefer- und Stirnhöhleneiterungen, der Grippe, der Tuberkulose, der schleichenden Sepsis, des Rheumas, zeugt von der Schwächung der Abwehrkräfte. Noch kaum erkannt ist die Bedeutung der Tatsache, dass unser Volk punkto Krebssterblichkeit unter den zivilisierten Nationen an höchster Stelle steht. Trotz der vielen schon bekannten Tatsachen, trotz Barker, Liek, Frederick, L. Hoffmann will man nicht sehen, dass fehlerhafte Ernährung eine Grundursache der Krebskrankheit und – neben Giften und Medikamenten – der malignen Krankheiten überhaupt ist. Man martert Millionen von Tieren zur Erforschung der Krebsfrage, aber das einzige große Experiment, das wirklich sinnvoll wäre: Die Umstellung einer genügend großen Volksgruppe auf eine gesunde Ernährung, um den Einfluss dieser Maßnahme auf die Krebshäufigkeit festzustellen – macht man nicht! Es hat noch nichts genützt, dass *Hindhede* die medizinische Welt in der Münchner Med. Wochenschrift aufforderte, darüber nachzudenken, dass während der letzten zwei Jahrzehnte die Frequenz des Magenkrebses in den beiden Städten seines und meines Wirkens, in Kopenhagen und Zürich, ersichtlich zurückgegangen ist.

Das Ergebnis einer solchen Betrachtung des Problems der Krankheitsverhütung lautet schon dann recht trostlos, wenn wir auch nur die Nahrungswirkung ins Auge fassen. Für den Arzt alten Stils gibt es keine Krankheitsverhütung durch individuelle Hygiene. Wo die Mediziner wie ein Mann aufstehen und dem Volke durch Vorbild und Belehrung Wegweisung geben sollten, verneinen sie die Tatsachen oder schweigen. Nur der neue Arzt kennt die Ordnungsgesetze des Lebens, die Ordnungstherapie und die Ordnungsprophylaxe, aber der neuen Ärzte sind es wenige.

Ein Sprichwort sagt: Verhüten ist leichter als Heilen. Ich sage: So, wie die Verhältnisse sowohl auf körperlichem wie auf seelischem Gebiete heute liegen, ist Verhüten um vieles schwerer als Heilen. Erst der Leidende hat Ohren zu hören. Es ist der Sinn der Krankheit, den Menschen zum Erkennen seiner Abirrung zu bringen und zur Rückkehr ins Reich der Ordnungen zu bewegen. Den Weg der Ordnungstherapie mit neu gestärktem Bewusstsein gehen, heißt: *den Sinn der Krankheit erfüllen*! Wer immer den Sinn seiner Krankheit erfüllt, der gewinnt eine neue, eine höhere Gesundheit, wie Nietzsche sagt, «eine stärkere, gewitztere, zähere, verwegenere, lustigere Gesundheit, als alle Gesundheiten bisher waren». – Jene aber, die sich aus ihrer Krankheit heraus eine neue solche Gesundheit erobert und errungen haben, werden ihre Erkenntnis heim und ins Volk tragen. Sie werden die Verbreiter der Lehren und die Erwecker des Volkes zu gesunder Lebensweise und damit zur Krankheitsverhütung sein. Die durch Ordnungstherapie Gesundeten sind die besten, die glaubwürdigsten Volkslehrer der individuellen Hygiene. Sie sind die Hefe, welche die Volksmasse in Gärung versetzt. Über die besiegte Krankheit, über das «Krankenhaus», besser «Gesundungshaus» der Ordnungstherapie geht der Weg zur Volksprophylaxe. Dies ist die *Medizin der Gesundheit* im Gegensatz zur Medizin der Krankheit, die jener französische Arzt herbeiwünschte, der das Buch schrieb «Les médecins qui tuent».

Dem Unterschied in der Behandlung entspricht auch der Unterschied in der Wirkung, im Resultat. Auch über die Wirkung haben meine Mitarbeiter und ich, aber auch einstige Kranke, manche Berichte veröffentlicht, die man in den «Wendepunktbüchern», in der Monatsschrift «Der Wendepunkt», in meinen Veröffentlichungen im Hippokrates-Verlag, in der medizinischen Wochenschrift «Hippokrates» und in andern Fachzeitschriften findet. Einige Beispiele seien zum Schluss angeführt:

Beispiel 1

Die 32-jährige Frau L. kommt verzweifelt zu mir. Die dritte Schwangerschaft ist eingetreten. Wegen engen Beckens musste bei der ersten Geburt das Kind in der Klinik zerstückelt werden. Man sagt ihr, sie werde nie normal gebären können, bei der nächsten Schwangerschaft müsse im siebenten Monat eine Frühgeburt eingeleitet werden. Dies geschah auch, aber die Frucht kam dabei ums Leben. Ich maß das Becken und sagte: «Wenn Sie gewissenhaft durchführen wollen, was ich Ihnen rate, wird es gehen. Die früheren Kinder waren zu groß. Es ist bei richtigem Verhalten möglich, sie klein, aber doch gesund und kräftig zu erhalten. Hierzu ist aber die unerbittliche Befolgung meiner Ernährungsvorschriften notwendig, und überdies müssen die Muskeln des Leibes durch Gymnastik und kalte Bäder gekräftigt werden.» Die Frau befolgte meine Vorschriften getreu. Sie gebar am normalen Ende der Schwangerschaft ein kleines, aber gesundes Mädchen innerhalb 6 Stunden und ohne ärztliche Hilfe. Zwanzig Jahre später kam die gesunde, erwachsene Tochter, um mich um Rat zu fragen für die Mutter.

Beispiel 2

Bericht einer gebildeten, ehemaligen Patientin und nachherigen Krankenschwester meiner Klinik, die nun seit Jahren Küchenleiterin und Lehrerin an der Gemeinde-Kochschule einer ausländischen Großstadt ist:

> Ich schrieb in der Lehrküche. Ein hochgewachsener, alter Mann trat ein, Bauer aus Oberfranken, 71 Jahre alt. Er erzählt seine Lebensgeschichte. Vor 15 Jahren sei er schwer krank gewesen. Schließlich sei er zu einem Naturheilkundigen gegangen, der ihm den Rat gab, seine Lebensweise gänzlich umzustellen. Er hätte dann einige Bücher von Ihnen gelesen und von da an nach ihnen gelebt, ohne Fleisch und ohne Alkohol. Dadurch sei er gesund geworden. Er fühle sich noch jetzt so kräftig und frisch, dass er bei der Ernte 40 Fuder Getreide und Heu selbst geladen habe. Während er erzählte, wurde er ganz begeistert. Er hätte es an sich erlebt, dass die veränderte, «reine» Nahrung auch das Seelenleben beeinflusse. Er wäre jetzt nicht nur geduldiger mit seinen Mitmenschen, sondern behandle auch sein Vieh mit Güte und Liebe, viel besser als früher und mit mehr Verständnis. Als er hörte, dass ich so lange bei Ihnen gearbeitet habe, war er ganz glücklich und bat mich, Ihnen seine Dankbarkeit auszudrücken.

Beispiel 3

> Infolge einer Arthritis deformans beider Kniegelenke verschrieb mir mein Arzt Rohkosternährung, wovon ich nichts weniger als entzückt war und nur ungern gehorchte. Sie setzte mir auch gewaltig zu, aber die Kniegelenke besserten sich langsam und ebenso langsam fand ich Gefallen an der neuen

Lebensweise und heute ist es so, dass ich nicht mehr davon weggehen würde. Nicht nur sind meine Knie nach einem Vierteljahr beinahe geheilt, sondern auch dazu noch verschiedene «Nebenkrankheiten», wie dicker Hals, Verstopfung, Blutandrang zum Kopf, und ich kehre langsam zur schlanken Linie zurück. Ich muss schon gestehen, dass ich nie geglaubt hätte, wie viel Gesundheit, Kraft und Fröhlichkeit man durch die neue Ernährung gewinnt.

So schrieb mir eine 40-jährige Frau.

Beispiel 4

Auszug aus einem Briefe einer 44-jährigen Hotelierfrau.

Im 32. Lebensjahre begann eine merkwürdige Erkrankung, bei der als besonderes Symptom die Schleimhaut im Mund, in der Speiseröhre, sich schmerzhaft entzündete, sodass die Nahrungszufuhr sehr erschwert war. Es gesellte sich hinzu ein «Nagen in den Kinnbacken und auf dem Brustbein», eine Überempfindlichkeit gegen alles Süße, Versiegen der Periode. Die verschiedensten Behandlungen blieben erfolglos. Im 8. Krankheitsjahr verschlimmerte sich der Zustand; es kam zu Fieberperioden und einmal zu einem Anfall von Gelbsucht. Der Arzt *verbot ihr damals alles Rohe*. Im 10. Krankheitsjahre kam sie für 8 Tage in meine Klinik. Auf die verordnete Rohnahrung antwortete ihr Organismus – eine außerordentliche Seltenheit – mit Verstopfung. Daher brach sie die Kur ab. Was nun folgte, steht in dem zwei Jahre später zugesandten Briefe:

Ich wollte es anderswo probieren, neue Wege gehen, verlor mich dabei aber immer tiefer in ein Labyrinth. Ich war vollkommen verzweifelt. Da nahm ich alle Ihre Wendepunkthefte zur Hand und fing an, Ihre Lehre ganz intensiv zu studieren. Sie leuchtete mir ein, begeisterte mich und entsprach ganz meinem ethischen Empfinden. Ich sagte mir, da muss die Wahrheit sein, von der allein kann Rettung kommen, und sie kam ... Im Laufe der kommenden Monate, die so große Anforderungen an meine Charakterstärke stellten, habe ich gelernt, von Ihnen gelernt, dass es nicht genügt, Vegetarier und Rohköstler zu sein, um gesund zu werden, dass man auch lernen muss, sich selber abzusterben, zu verzichten ... Dies war sehr schwer für mich, lebte ich doch im Überfluss, sah ich doch nichts als auserwählte «Plättli». Ich lernte mich an knappe Nahrungszufuhr bei 90 % Rohkost gewöhnen. Ich habe nun seit 10 Monaten so gelebt, dazwischen mal stark gesüßten Tee und etwas Kuchen gegessen, was jedesmal einen starken Rückschlag gab. Es ist nun das erste Mal seit vielen Jahren, dass ich die ganze Saison habe streng arbeiten können, sowohl geistig wie auch körperlich – die Leitung unseres Hotels liegt größtenteils mir ob. Nicht nur ertrage ich jetzt die gegenwärtige Hitze gut, fühle mich frisch, sondern ich habe dabei noch *12 Kilogramm zugenommen*. Letztes Jahr wog ich nämlich nur noch 33 Kilogramm und war total erschöpft. Jedermann ist erstaunt über mein gutes Aussehen und meine Energie. Ja, Herr Doktor, Sie haben recht, tausendmal recht, man kann fast ausschließlich von Rohkost leben und dabei noch so streng arbeiten, vorausgesetzt, dass man nicht zu viel isst und dazu auch andere natürliche Hilfsmittel wie Sonne, Wasser, Atemgymnastik, Märsche zur Anwendung bringt.

Dieser Fall ist so besonders lehrreich, weil er zeigt, dass der Arzt allein es nicht machen kann, sondern das Entscheidende aus dem Kranken selbst kommen muss, dass der Kranke sich die neuen Heilgedanken erringen muss, und dass es gilt, den Menschen in sich zu überwinden. Auch hat die Frau einen Fehler erkannt, der im Anfang alles verderben kann und der nur zu leicht bei Beginn einer Rohkost-Kur gemacht wird: das Zuviel der Zufuhr. Geladen mit all den Suggestionen von «Eiweißunterernährung», die heute Ärzteschaft und Volk beherrschen, verschlingen insbesondere die Mageren große Quantitäten, um ja genug Eiweiß zu bekommen und um ja nicht noch mehr abzunehmen. Von gründlichem Kauen und Einspeicheln ist dabei keine Rede. Mit diesem Fehler verdarb sich die Patientin die erste Kur. Nach dem Wegfall des Fehlers nahm die Frau bei knapper Nahrungszufuhr 12 Kilogramm an Körpergewicht zu!

Beispiel 5

Der 47-jährige Herr G., den ich nie gesehen, sendet mir einen Bericht – sechs enggeschriebene Folioseiten – über sein Erleben. Er schildert die Erblichkeitsverhältnisse, seine Jugend, seine Laufbahn, das Werden, die Dauer und die ärztliche Behandlung seiner Krankheit und dann die Vorgänge seiner Gesundung – alles mit großem Verständnis, aber zu lang, um unverkürzt hier wiedergegeben zu werden.

Beide Eltern stammen aus Bauernfamilien, in denen Rheuma und Arteriosklerose auftraten. Der Vater ist Bauhandwerker, groß und kräftig, genießt zeitweise reichlich Alkohol. Die Mutter ist zart, stirbt an der zweiten Geburt, als unser Berichterstatter 3 Jahre alt ist. Bis zum 7. Lebensjahr kommt der Knabe zu den Großeltern, dann heiratet der Vater wieder und nimmt ihn zu sich. Sechs Stiefgeschwister folgen. Er muss der Stiefmutter Hausarbeiten machen und kommt dadurch in der Schule schwer vorwärts. Die Lehrer quälen ihn, der Vater straft ihn.

Wintermonate mit wenig Arbeit, Verdienstausfall durch berufliche Unfälle, Neigung zu Gelenkrheumatismus, Gesichtsrose, zweimal Lungenentzündungen treffen den Vater und die Familie, bringen Sorgen und lassen Schmalhans Küchenmeister sein. Die Ernährung ist in jeder Beziehung mangelhaft, stark gewürzt, billige Wurstwaren; Frischobst und Gemüse selten.

Unser Knabe bleibt in der Entwicklung zurück. In der Schulzeit stellen sich Krankheitssymptome ein: Ausschläge an den Lippen, belegte Zunge, übler Mundgeruch, Zahnfäule, Drüsenschwellung. Er kommt in ärztliche Behandlung. «Je länger die Behandlung dauerte, umso kränker fühlte ich mich», schreibt er.

> So wuchs ich heran ohne Mutterliebe, ohne Verständnis für die körperlichen und seelischen Bedürfnisse eines heranwachsenden Jungen. Abends weinte ich mich in den Schlaf mit der Sehnsucht nach meiner verstorbenen Mutter. Infolge meiner schwächlichen Konstitution hatte ich Hemmungen und Minderwertigkeitsgefühle, wodurch ich befürchtete, im Leben nie vorwärts zu kommen. Mit 15 Jahren, 1,50 Meter groß, kam ich in die Berufslehre.

Er hat Freude am Beruf. Der Prinzipal hat Verständnis für seine Lage. Doch die Gesundheit verschlechterte sich: Stuhlträgheit, Flimmern vor den Augen, Schwindelgefühl, Brechreiz usw. treten auf – eine richtige «europäische Beriberi», wie ich sage –, der Arzt spricht von Lungenspitzenkatarrh. Durch die Güte des Prinzipals jedes Jahr Landaufenthalt zur Kräftigung. Vom 22. Lebensjahre an treten 3 Jahre lang immer wieder Halsentzündungen auf. Der Arzt sagt, es komme vom Rauchen, aber er hatte noch nie geraucht. Nun führt ihn ein Erholungsurlaub nach Sorengo zu einem Naturheilkundigen, der ihm rät, fleischlos zu essen. Nach der Rückkehr berichtet er dem Hausarzt von diesem «ärztlichen» Rat. Dieser, in der Meinung, der Rat stamme von einem Professor, stimmt zu, als er aber hört, dass es ein Naturheilkundiger sei, «bemängelt er die Verordnungen».

> Ich habe dennoch von der Stunde an das Fleisch streng gemieden. Salate mit Zitronensaft, Früchtespeisen, Kompotte wurden meine Lieblingsspeisen. Die Halsbeschwerden verschwanden, täglicher Stuhlgang, die Arbeitsfreude nahm zu.

Im 29. Lebensjahre verheiratet er sich. Die Ehe führt ihn wieder zur landesüblichen Ernährung zurück. Im 35. Lebensjahre erkrankt er an der Grippe und im Anschluss daran an akutem Gelenkrheumatismus, kommt ins Spital, verweigert Fleisch und Kaffee, nach 14 Tagen auch die Salicyltabletten. Er erhält Obstspeisen als Ersatz. Die Darmentleerung regelt sich wieder. Nach der Entlassung geht er ins Tessin, macht Luft- und Sonnenbäder. Erholt kommt er heim mit der Absicht, nun auch seine Frau für eine fleischlose Ernährung zu gewinnen.

> Da wurde mir im Jahre 1925 von einem Bekannten der erste Jahrgang des «Wendepunkt» zur Verfügung gestellt. Nun wurden uns und speziell meiner Frau die Zusammenhänge zwischen Ernährung und Krankheit erst klar. Was uns bisher kein Arzt beantworten konnte, fanden wir im «Wendepunkt» beantwortet. Die Umstellung nach «Früchtespeisen und Rohgemüse», «Wendepunkt»-Kochbuch und anderen «Wendepunkt»-Büchern brachte uns von Jahr zu Jahr dem langgesuchten Ideal einer normalen Lebensführung näher.

> Inzwischen sind 11 Jahre verflossen, und ich war in dieser Zeit nie eine Stunde krank. Viel tausend Dank.

Die Gesundheitsgeschichte dieses Mannes ist nicht nur medizinisch interessant, sie ist auch ein Zeitbild. Die Ärzte alter Art haben ganz offenkundig versagt. Sie waren gegenüber der «europäischen Beriberi» völlig blind. Ein «Naturheilkundiger» war ihnen über. Schließlich wurde der «Wendepunkt» der Wegweiser. Sieht man nun, wie notwendig die Aufklärung des Volkes ist?

Beispiel 6

Auch die folgende kleine Geschichte zeigt, dass richtige Volksaufklärung nottut:

In mein Zimmer treten Mann, Frau und 2 Kinder, 3- und 5-jährige Mädchen. Der Vater beginnt:

> Ich bin ein Dorfschullehrer aus der Lüneburger Heide, dies sind meine Frau und meine Kinder. Wir haben das Geld zusammengespart, um hierher reisen und Sie sehen zu können. Ich war herzkrank. Das 5-jährige Töchterchen litt an lymphatischer Diathese. Wurde bei ihm das Ekzem mit Salben vertrieben, kam das Asthma. Wir beide wurden von guten Ärzten und Spezialisten in Hamburg erfolglos behandelt.
>
> Ich kam schließlich zu einem Arzt in einer naheliegenden Stadt, der mir Folgendes sagte: «Ich war selbst schwer krank, lag auf der Universitätsklinik in K. lange Wochen. Weil ich zu mager sei, wurde ich gemästet. Nachher war mein Zustand schlimmer als vorher. Nun ging ich auf die Universitätsklinik in B. Hier fand man, ich sei zu dick und machte mit mir eine Abmagerungskur. Danach war ich noch elender als

zuvor. Ich war verzweifelt. Da fand ich die Bücher eines Schweizer Arztes. Er heißt Bircher-Benner. Nach seinen Schriften habe ich dann meine Ernährung und Lebensführung konsequent geordnet, wurde gesund und kann nun seit Jahren meine Arztpraxis ausüben. Wollen doch auch Sie diese Bücher lesen und Ihre Lebensführung darnach ordnen!»

Ich tat so, und mein Herzleiden verschwand. Da dachte ich: Wird die gleiche Heilnahrung meinem Kinde nicht auch helfen? Bei Rohkost ist nun dieses Kind seit Jahr und Tag gesund, nur wenn es einmal von der Diät abweicht, treten wieder Spuren des Ekzems auf. Daher wollten wir alle Sie sehen und Ihnen danken.

Der Besuch dieser Familie ist mir unvergesslich.

Mit solchen Beispielen könnte ich Bände füllen. Sie beweisen immer die siegreiche Macht des wohlgeordneten Lebens und den Wirkungsunterschied zwischen schulgerechter Therapie und Ordnungstherapie. Die Erstere erhebt den Anspruch, wissenschaftlich zu sein. Sie ist es nicht; sie ist Empirie, oft wilde Empirie. Die Ordnungstherapie wurde in der Gestalt der Naturheilkunde als unwissenschaftlich erklärt. In der Gestalt der Ordnungstherapie ist sie echte Wissenschaft. Ich sehe in ihr die Therapie der Zukunft und den Weg zur höheren Gesundheit sowie zur Krankheitsverhütung.

Ich schließe meinen persönlichen Bericht über das Werden des neuen Arztes mit einigen Worten des von mir hochverehrten Autors des genialen Buches «Über das Weltbild des Arztes und den Sinn der Krankheit», des Direktors der I. Medizinischen Universitätsklinik in Riga, Prof. Dr. Martin Sihle:

Das Buch des Lebens ist das höchste Buch.

Es ist Zeit, dass der Arzt wirklich geistig sehend werde.

Nach einem jahrhundertelangen Leidensweg steht der ärztliche Gedanke vor den Toren einer neuen Zeit. Das zum Zwecke der Wandlung und Genesung erwachte «ärztliche Gewissen» pocht verstärkt an den Grundfesten der Heilkunde.

Augenblicklich gärt es in der Medizin auf dem Gebiete der Therapie. Dass die Therapie noch sehr im Argen liegt, ist für jeden Denkenden klar. Es fehlt eine Einigung über die Richtlinien für den therapeutischen Gedanken. Wer aber nicht therapeutisch folgerichtig denkt, der handelt falsch.

Huber Psychologie Klassiker

Manche Bücher veralten nie. In der Reihe «Huber Psychologie Klassiker» legen wir kanonische Werke wieder auf, die die Psychologie des 20. Jahrhunderts und darüber hinaus unser ganzes Menschenbild entscheidend beeinflusst haben. Wir möchten zeigen, dass die Form des Buches als Lebenswerk und Vermächtnis nicht nur von historischem Interesse ist, sondern weiterhin notwendig zur Klärung und zum Verständnis grundlegender Positionen der Psychologie.

Bisher sind erschienen:

Bircher-Benner
Vom Werden des neuen Arztes
5. Aufl. 2013.
ISBN 978-3-456-85199-0

Dürckheim
Der Alltag als Übung
Vom Weg zur Verwandlung
11. Aufl. 2012.
ISBN 978-3-456-85129-7

Dürckheim
Durchbruch zum Wesen
11. Aufl. 2006.
ISBN 978-3-456-84302-5

Festinger
Theorie der kognitiven Dissonanz
2. Aufl. 2012.
ISBN 978-3-456-85148-8

Frankl
Der leidende Mensch
Anthropologische Grundlagen der Psychotherapie
3. Aufl. 2005.
ISBN 978-3-456-84214-1

Frankl
Der Wille zum Sinn
6. Aufl. 2012.
ISBN 978-3-456-85077-1

Freud
Psychoanalyse für Pädagogen
6. Aufl. 2011.
ISBN 978-3-456-84918-8

Leuner
Katathym Imaginative Psychotherapie
4. Aufl. 2012.
ISBN 978-3-456-85128-0

Lewin
Feldtheorie in den Sozialwissenschaften
2. Aufl. 2012.
ISBN 978-3-456-85076-4

Watzlawick
Münchhausens Zopf
oder Psychotherapie und «Wirklichkeit»
2. Aufl. 2011.
ISBN 978-3-456-85021-4

Watzlawick / Beavin / Jackson
Menschliche Kommunikation
12. Auflage 2011.
ISBN 978-3-456-84970-6